Inhalt

«Im Traum öffnen sich Zugänge zu einem Wissen, das im Wachen verstellt bleibt. Aufgeschriebene Träume bewahren dieses Wissen; ein Archiv dieses Wissens birgt daher ‹historisches Material›.»

Barbara Hahn, Endlose Nacht: Träume im Jahrhundert der Gewalt, *Berlin 2016.*

Vorwort zur zweiten Auflage

Das menschliche Leben besteht aus drei sich abwechselnden Bewusstseinszuständen – aus dem Wachen, dem Schlafen und dem Träumen. Die Träume als eine Art Zwischenglied von Wachen und Schlafen waren in der älteren Menschheit ein wichtiges Erkenntnisfeld und spielten sogar bei Lebensentscheidungen eine bedeutende Rolle.

Doch dann geriet ihre Bedeutung und Deutungskraft in Vergessenheit. Erst durch die (Wieder-)Entdeckung des sogenannten «Unterbewusstseins» Ende des 20. Jahrhunderts hat man auf verschiedene Weise versucht, die Träume durch wissenschaftlich-analytische Methoden zu interpretieren und zu systematisieren. Es ist interessant, dass Sigmund Freuds Werk *Die Traumdeutung*, das er selbst als sein eigentliches «Opus magnum» bezeichnete, in dem Jahr erschien, das nach der alten indischen Lehre als das Ende des finstern, d. h. geistlosen Zeitalters (Kaliyuga) bezeichnet wird: im Jahr 1899.

Die Frage besteht natürlich, ob Träume wirklich rein (natur-)wissenschaftlich zu deuten sind oder ob sie auch Botschaften einer über den Menschen hinausragenden geistigen Welt enthalten können? Um uns einer Antwort zu nähern, können wir auf uralte Menschheitserfahrungen zurückgreifen – oder auch «leibfreie» Erkenntnisse

9

aus der modernen Geisteswissenschaft in Anspruch nehmen.

Die vermeintlich strikte Trennung von Tag und Nacht, Bewusstsein und Unterbewusstsein, physisch und geistig etc. wird heute durchlässiger, was man an diversen Erlebnissen beobachten kann, wie sie etwa Jean Marc Buller beschreibt: «Ich habe im Traum seltsame Dinge gesehen, die sich weder durch Phantasie noch durch Unterbewusstsein erklären lassen. Dinge, die – während ich sie träumte – viele Meilen entfernt wirklich geschahen. Natürlich nicht nachweisbar. Beweise gibt es auf solchem Gebiet niemals. Doch was ich in einem bestimmten Schlafzustand erlebt habe, ist für mich der völlig ausreichende Beweis für das Vorhandensein eines riesigen, nebelförmigen Bewusstseins, einer Art umherschwebenden Weltgewissens, an dem teilzuhaben uns im Schlaf, in besonderen, außergewöhnlichen Nächten vergönnt ist. In solchen Nächten gelangen wir aus dem plombierten Wagen wirklich hinaus, vermögen wir endlich über die Böschung hinüberzusehen.» (Jean Marc Buller, in: B. Hahn, *Endlose Nacht* … a. a. O.)

Wir nehmen bei diesen Erlebnissen wohl nachts an einem objektiven Weltgewissen teil – wir schauen und wir werden angeschaut. Das kann unser ganzes «nüchternes» Tagesleben bestimmen, wenn wir jede Nacht, bewusst oder unbewusst, Teilnehmer einer höheren, umfassenden Wirklichkeit sind.

Jede Nacht kommen wir aus unserem «plombierten Wagen» heraus und nehmen somit teil an einem menschheitlichen Ganzen, das nicht nur unser individuelles Leben betrifft, sondern zu dem gehört, was in der Welt an Gefühlen, Gedanken und Taten produziert worden ist und was nun auch unseren individuellen Schlaf bestimmt. Nicht immer sind unsere Träume von «Gewalt, Obszönitäten und Verruchtheit» die unseren, sondern können, wie Primo Levi 1977 schrieb, durchaus, «allen Freudianern zum Trotz, von den Monstern der anderen herstammen …».[*]

Der Traum als Mittler zwischen Ober- und Unterwelt, Himmel und Hölle, Lebenden und Verstorbenen hat eine andere Dimension angenommen, seit durch die schrecklichen Ereignisse im 20. Jahrhundert diese strikte Trennung ins Wanken geraten ist: Die Welt der Toten brach ins Leben ein und beeinflusste unser Bewusstsein und damit auch unsere Schlaf- und Traumzeit.

Nietzsche, der an der Schwelle des 20. Jahrhunderts (1900) starb, hat in seiner unnachahmlichen Art, ähnlich wie Franz Kafka, diese Ereignisse schon ahnend vorweggenommen.

In seinem Werk *Menschliches, Allzumenschliches* sieht er den Ursprung aller Metaphysik in der Erfahrung des

---

[*] Primo Levi, «Die dritte Seite», in: B. Hahn, *Endlose Nacht* …, a. a. O.

Traumes in früheren Kulturen und damit die Scheidung der Welt in zwei Ebenen: die des traumerfüllten Schlafes als die Welt der Verstorbenen und auch der Götter und die Welt der Lebenden. Der Traum wird so zu einer Brücke zwischen zwei Kontinenten: «Träumen – ein Modus, in dem sich den Lebenden Blicke in die andere Welt eröffnen.»

Aktuell wird (wieder) viel von Achtsamkeit geredet und geschrieben, um die Ereignisse in und um uns verstärkt wahrzunehmen oder zu erleben. Haben wir einmal die Bedeutung von Schlafen und Träumen als wichtigste Quelle für unser alltägliches tätiges Handeln und unsere seelische und körperliche Gesundheit erkannt, werden wir jeden Abend mit einer völlig anderen Haltung in den Schlaf gehen – auch dazu möchte dieses Buch anregen.

Berlin 2017   *Olaf Koob*

«*Der Mensch kommt erst langsam dahinter, wie unendlich kompliziert die Welt ist. Zuerst denkt er sie sich ganz einfach, d. h. so oberflächlich, als er selbst ist.*»

Friedrich Nietzsche, Hinterlassene Fragmente[1]

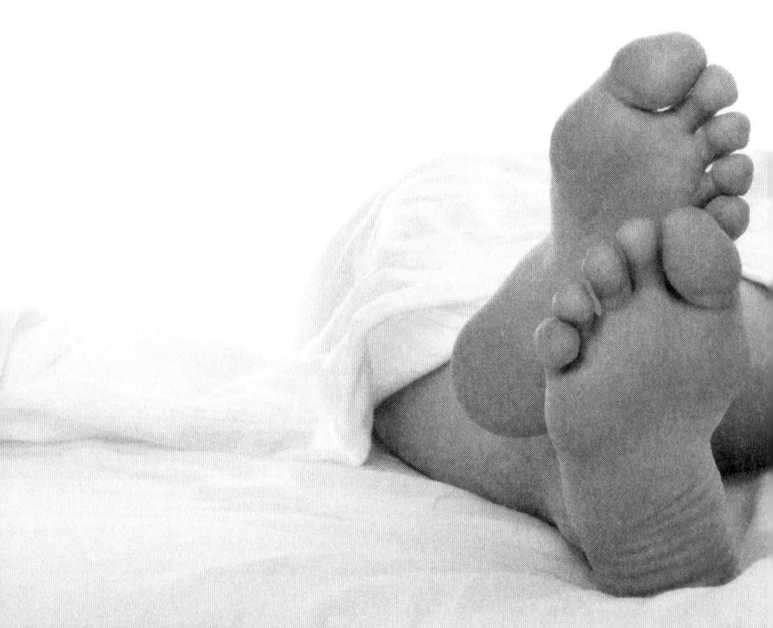

Einleitung

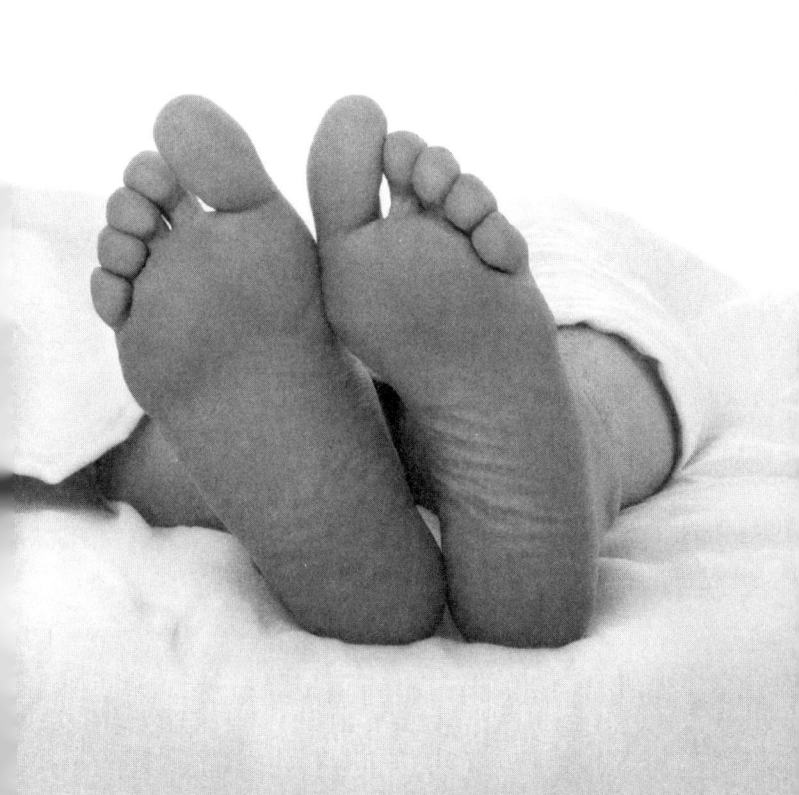

«Es ist doch so, dass nur das Leiden an einer Sache es
uns möglich macht, deren Mechanismen, welche man
sonst gar nicht kennen würde, zu bemerken, zu begreifen
und zu analysieren. Wird ein Mensch, der jeden Abend
schwer in sein Bett sinkt und bis zum Augenblick des
Erwachens und Aufstehens gleichsam nicht mehr lebt,
jemals daran denken, wenn schon keine großen Entde-
ckungen, so doch wenigstens kleine Beobachtungen über
den Schlaf anzustellen? Er weiß ja kaum, ob er schläft.
Ein geringes Maß an Schlaflosigkeit ist nicht ohne Nutzen
dafür, den Schlaf richtig schätzen zu lernen und außer-
dem sein Dunkel ein wenig aufzuhellen ...»*

Marcel Proust, Auf der Suche nach der verlorenen Zeit[2]

Was in dem Ausspruch des französischen Romanciers Marcel Proust noch als «geringes Maß an Schlaflosigkeit» bezeichnet wird, hat sich in unserer Zeit dramatisch verschlimmert. Trotzdem bleibt die Aufforderung bestehen, weil heute ein guter, tiefer und damit gesunder Schlaf von Kindheit an keine Selbstverständlichkeit mehr ist, über persönliche und auch zeittypische Probleme, die uns gewissermaßen den Schlaf «rauben», gründlicher nachzudenken. «Schlaflosigkeit wird zum Symptom einer ruhelosen Gesellschaft.» So formulierte es einmal sehr treffend der Arzt und Psychologe Ruediger Dahlke.[3]

Damit sind wir schon mitten in der Thematik dieses Buches: Was früher durch eine natürlichere Lebensweise im Rhythmus mit den Tages-, Nacht- und Jahreszeiten fast wie selbstverständlich verlief, muss heute im Zeitalter von Burn-out, Hetze, Lärmbelästigung, zunehmender Elektrifizierung etc. bewusst *kultiviert* werden. Denn Schlaf und Traum beeinflussen maßgeblich unser alltägliches Dasein und bedürfen daher einer spezifischen Pflege, die u. a. damit beginnen kann, dass wir mehr über die unbekannt ablaufenden Nachtprozesse wissen und sie somit positiv beeinflussen können.

Dass Schlaf und Traum besondere Bedeutung haben, darauf verweisen schon unsere alltäglichen Sprüche und Bemerkungen: «Stell dir vor, was ich heute Nacht geträumt habe …» – «Ich habe ein traumhaftes Erlebnis gehabt.» –

«Ich muss das Problem erst einmal überschlafen.» – «Der Schlaf gebiert Ungeheuer.» – «Ein gutes Gewissen ist ein sanftes Ruhekissen.» – «Er hat sich gesund geschlafen.» – «Der Schlaf ist der Bruder des Todes.» – «Träume sind Schäume.» …

Wir haben tagsüber unsere Lebensenergien so verbraucht, dass wir sie uns ausnahmslos aus der Nacht bzw. dem Schlaf holen müssen, damit sie uns für die Aufgaben des nächsten Tages zur Verfügung stehen. Eine Tatsache, über die wir selten nachdenken, weil sie so selbstverständlich ist. Die Frage kann jedoch gestellt werden, ob wir nur schlafen müssen, weil wir müde sind (dies wäre eine banal-plausible Kausalerklärung, über die sich erst einmal nicht streiten lässt!), oder erleben wir die Müdigkeit als eine Folge davon, dass wir schlafen *wollen* …? Was ist organisch-psychisch passiert, dass wir morgens mehr oder weniger regeneriert, d. h. «ausgeschlafen», mit Initiative den Tag beginnen? Oder was ist nicht passiert, wenn wir schlapp und «gerädert» unsere Schlafstätte verlassen?

Wir verschlafen etwa ein Drittel unseres Lebens: Während der Aufbauphase in der Kindheit schlafen wir wesentlich mehr; als Erwachsene und ältere Menschen, wenn die Abbauprozesse dominieren, verkürzt sich unser Schlaf automatisch, was heute auch als «senile Bettflucht» bezeichnet wird. Aber wie viele Stunden Schlaf braucht der Mensch für seine Gesundheit? Wir lernen u. a. im Lauf unseres Lebens, dass der Schlaf nicht nur eine quantitative, sondern auch eine qualitative Seite hat. Bei seelischen oder körperlichen Problemen schlafen wir vielleicht mehr als zehn Stunden und sind dennoch erschöpfter, als wenn wir bei freudigen Anlässen oder erhebenden Gedanken nur fünf bis sechs Stunden schlafen. Wieso beschenkt uns die «Tankstelle» Schlaf für unser organisches und seelisches Leben einmal mit Kraft und Frohgestimmtheit und ein anderes Mal aus keinem äußerlich ersichtlichen Grund mit Lebensmüdigkeit und Trauer? Warum erfahren wir manchmal aus den Botschaftern des Schlafes, den Träumen, als ein «Schattenwurf» unseres Nacht*bewusstseins*, mehr über uns und unser Leben als durch intensives Nachdenken?

Rühren wir nicht an ein tiefes Geheimnis, wenn wir erfahren, dass ungelöste Probleme, die wir mit in den Schlaf nahmen, am nächsten Morgen sich wohltuend und mit absolut innerer Sicherheit gelöst haben? Wie hängen Tages- und Nachtprozesse als zwei wesentlich rhythmisch verlaufende Prozesse miteinander zusammen und wie beeinflussen sie beispielsweise Gesundheit, Initiative und Gedächtnis?

Die moderne Schlafforschung hat mit ihren elektromagnetischen Methoden (z. B. EEG und Scannern) über Schlafrhythmen, Traumphasen, Tiefschlaf etc. Interessantes herausgefunden – das tiefere Geheimnis nächtlichen Wirkens konnte sie so jedoch nicht umfassend lüften. Antworten können wir uns als eine Ergänzung und Bereicherung sowohl aus den tradierten übersinnlichen Erfahrungen als auch von modernen geisteswissenschaftlichen Forschern wie etwa Rudolf Steiner holen, der das klare Bewusstsein auch in der Nacht behalten konnte und somit seine Forschungsresultate aus übersinnlichen Gebieten in eine uns nachvollziehbare Begrifflichkeit zu übermitteln versuchte. «Der Schlafzustand ist ein solcher, dass der Mensch bewusstlos ist. Hellsehen ist nur: von geistigem Licht durchdrungenes Schlafen, bewusstes Schlafen.»[4]

Im vorliegenden Buch wird aus der Fülle der Darstellungen nur das versucht zu charakterisieren, was mit unserem gesunden Menschenverstand verstanden und auch praktisch umgesetzt werden kann. Vielleicht gelingt es so, ein erweitertes Bewusstsein für dieses wichtige Thema zu vermitteln und ein wenig mehr über die «Heiligkeit» des Schlafes zu erfahren und dadurch eine neue «Wach-*hygiene*» zu begründen.

«Für das Innerliche tun wir mehr während des Schlafes als während des Wachens. Es hängt allerdings das, was wir während des Schlafes tun, von dem Wachen ab.»[5]

Damit ist klar, dass unser tagtägliches Verhalten unser Nachterleben bestimmt und wiederum unsere nächtliche Biografie störend oder auch heilsam in unseren ganzen Tagesablauf einwirken kann. Diese beiden Zustände sind innerlich so verwandt, dass man das eine nicht ohne das andere verstehen kann. Es heißt also, den richtigen Erkenntnismut zu entwickeln, nicht vor der Schwelle der Nacht zu kapitulieren.

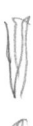

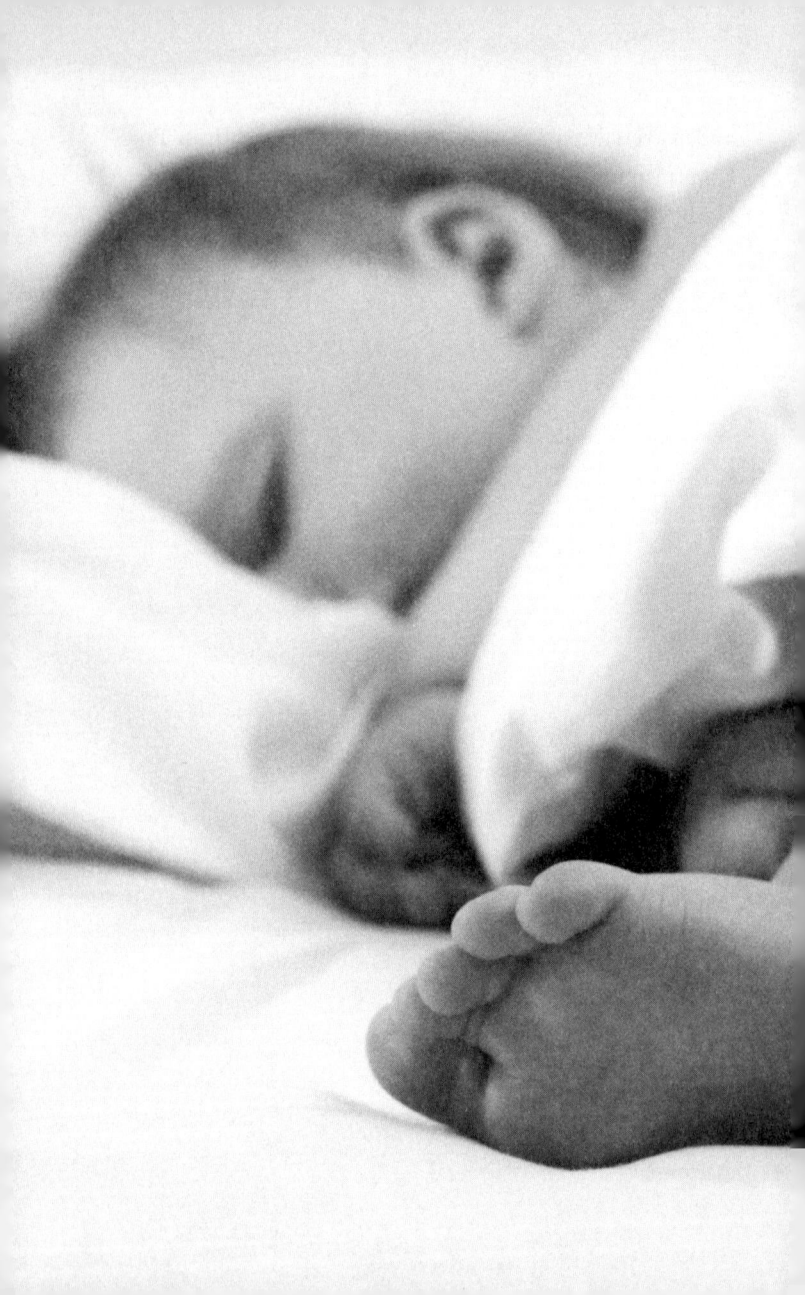

Das Geheimnis
des Schlafes

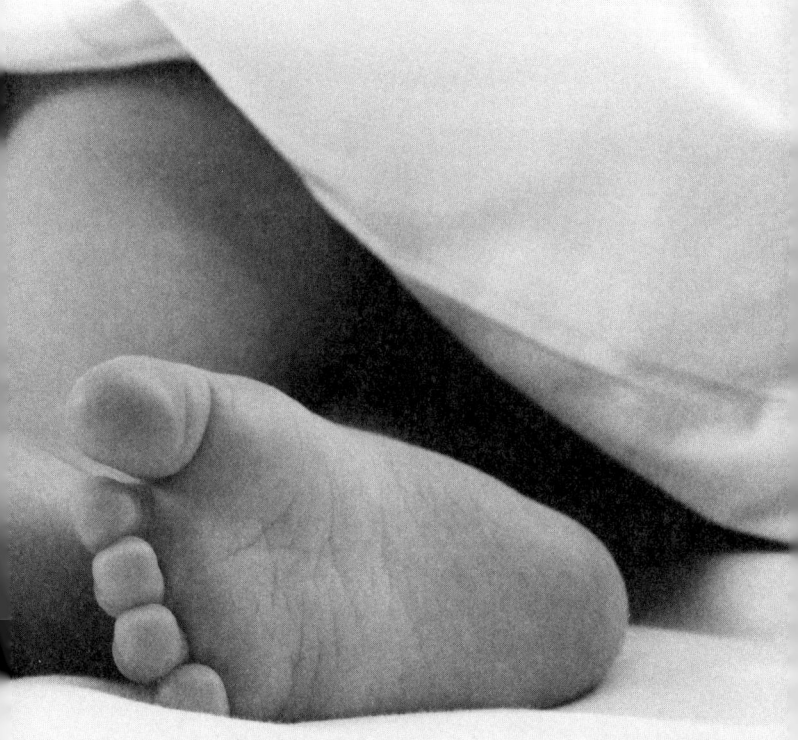

«*O Mensch! Gib acht!*

Was spricht die tiefe Mitternacht?

Ich schlief, ich schlief –,

Aus tiefem Traum bin ich erwacht: –

Die Welt ist tief,

Und tiefer als der Tag gedacht ...»

Friedrich Nietzsche, Also sprach Zarathustra[6]

Der Übergang vom Wachen zum Schlafen wird ganz richtig als «Schwellenübertritt» in einen komplett anderen Seinszustand bezeichnet. Wir gehen nämlich nachts von einem Bewusstseinszustand in eine uns zunächst unbekannte Sphäre über und haben das Vertrauen, morgens wieder aufzuwachen und unser Tagwerk erfrischt beginnen zu können. Dass etwas in der Nacht mit uns seelisch und körperlich ohne unser bewusstes Zutun passiert ist, erleben wir an den Folgen im Lauf des Tages.

In der griechischen Mythologie ist es *Nyx*, die Nacht, die zwei Söhne geboren hat, die somit eng miteinander verwandt sind: *Hypnos*, der Schlaf, und *Thanatos*, der Tod. 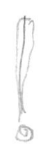 Der Schlaf wird ja auch nicht grundlos als «kleiner Bruder des Todes» bezeichnet; oder man spricht sogar von einem «todesähnlichen Schlaf».

Aus der modernen Schlafforschung ist bekannt, dass nicht nur der Tag einen bestimmten Rhythmus im Seelenleben und in den Organen hat (im Chinesischen spricht man von einem Zyklus von jeweils zwei Stunden im Sinn einer «Organuhr», in der Wissenschaft, der Chronobiologie, von differenzierten biologischen Zeitabläufen), sondern dass auch die Nacht in bestimmte Phasen gegliedert ist.

Wir sind nicht nur im Schlaf einfach «weg», sondern wir durchleben bestimmte Schlafphasen, die sich rhythmisch abwechseln. Dies ließe sich auch als eine Art seelisch-geistiges Aus- und Einatmen bezeichnen. Werden wir vom Kosmos ganz tief «eingeatmet», so tritt das auf, was wir als bewusstlose «Tiefschlafphase» bezeichnen. Werden wir kurzfristig entlassen, so nähern wir uns wieder behutsam unserer physisch-leiblichen Organisation. Es entsteht dann das, was «paradoxer Schlaf» genannt wird, indem wir aus der Tiefe für eine gewisse Zeit auftauchen, unsere Muskulatur dabei komplett erschlafft ist, unsere Augen sich aber schnell hin und her bewegen, die Gehirnaktivität erhöht ist und wir in dieser seelischen «Verdauungsphase», dem «paradoxen Schlaf», unsere Tageserlebnisse durch Träume verarbeiten. In der wissenschaftlichen Literatur wird diese Traumverarbeitungszeit mit den gleichzeitig auftretenden Augenbewegungen als «REM-Phase» (Rapid Eye Movement) bezeichnet.

An dieser Stelle ist es wichtig zu wissen, dass man nicht wie ein Tiefseetaucher meterweise allmählich in die Tiefe gleitet, sondern innerhalb von 20 bis 30 Minuten die Tiefschlafphase erreicht ist, man aber etwa alle 90 Minuten wieder an die Oberfläche kommt, um die Tageserlebnisse durch Träume zu verarbeiten, und nach einiger Zeit wieder «abtaucht». Diese Prozedur geschieht mehrmals in der Nacht. Die Schlafforschung hat herausgefunden, dass besonders in der ersten Nachthälfte die Tiefschlafphasen häufiger sind, um die am Tage verbrauchten Lebenskräfte zu regenerieren (sogenannte «organische Phase»). In der

26

zweiten Nachthälfte dominiert dagegen die Traumphase mit den schnellen Augenbewegungen (sogenannte «psychische Phase»). Wird man im Tiefschlaf aufgeweckt, so hat man es bekanntlich schwerer, in den Tag zu kommen, als wenn man sich sowieso schon an der Oberfläche befindet.

Dieser 90-Minuten-Rhythmus von seelischem Ein- und Ausatmen ist aber auch tagsüber wirksam. Gezielte Forschungen zeigen, dass der Mensch etwa anderthalb Stunden konzentriert zuhören kann und danach seine Konzentrationsfähigkeit immer mehr abnimmt: Er muss sich seelisch wieder mehr nach innen zurückziehen. Vorträge, die länger als 90 Minuten gehen, können so zu einer echten Plage werden und je nach Art des Vortragenden sogar einschläfern. Der Volksmund hat das schon längst erkannt und humorvoll formuliert: «Man darf über alles reden, nur nicht über eine Stunde!»

Schauen wir uns den Prozess des Einschlafens einmal ganz äußerlich an:

In der ersten Phase verliert der Mensch allmählich die Kontrolle über seine Sinne und seine Bewegung. Die Sprache wird verwaschen, die sinnliche Beziehung zur Außenwelt ebbt langsam ab. Ein regelrechtes Ohnmächtigwerden der inneren Seelentätigkeit tritt ein. Im Idealfall tritt dann ein ruhiger, durch nichts gestörter Schlaf auf, der selbstverständlich immer durch äußere Gegebenheiten korrumpierbar ist. Aber rein von innen melden sich zudem nach einer gewissen Zeit Elemente, die sich in unser ruhiges Schlaferleben hineindrängen: unsere Träume, auf die in einem der nächsten Kapitel ausführlicher eingegangen wird. Neben diesen zwei Phasen gibt es noch eine dritte, die sogenannte «Tiefschlafphase». Hier kann es nun sein, dass automatenhaftes Sprechen und Herumwandeln eintritt – das sogenannte «Schlafwandeln» –, von dem sich der Schläfer aber am nächsten Morgen an nichts mehr erinnert.

Am Umschlagspunkt zwischen Wachen und Einschlafen scheint eine Kraft zu wirken, die uns über die «Schwelle» in den anderen Bereich unserer Existenz hinüberträgt. Diese Kraft nennt man in der anthroposophisch orientierten Geisteswissenschaft die Marskraft, die ihr physisches Korrelat im Eisen hat. In der anthroposophischen Medizin werden die in der Erde vorkommenden Metalle mit den Planetenkräften in Beziehung gesetzt – so das Eisen mit dem Mars, das Kupfer mit der Venus, Blei mit dem Saturn etc.[7]

Diese Eisen-Mars-Kraft hat eine doppelte Funktion: Sie hilft uns einerseits, den Leib zu verlassen, uns zu exkarnieren, was wir als einen unterbewussten Willensschub heraus aus unserer Leiblichkeit interpretieren können, und andererseits, uns wieder morgens in unseren Leib zu begeben bzw. ihn willentlich zu ergreifen, d.h. uns zu inkarnieren. Ist diese Kraft nun zu schwach, was besonders bei Blutarmut (Anämie) vor allem im Alter bekannt ist, so kann man sowohl schlecht einschlafen als auch schlecht vollständig am Tag wach werden, was sicher auch durch die mannigfaltigen Symptome wie Kreislaufstörungen, verminderte Hirndurchblutung und Wärmehaushaltsstörungen wie kalte Füße bedingt ist. Ist der Mensch tagsüber jedoch nicht genügend in seinen Leib inkarniert und verbraucht so seine Vitalenergie nicht ausreichend, so müssen nachts die unverbrauchten Energien des Tages auch nicht erneuert werden – der Mensch schläft somit nicht richtig ein. Deshalb ist es sinnvoll, bei Einschlaf- sowie Aufwachstörungen mit bestimmten Eisenverbindungen zu arbeiten. Das Eisen im Blut erweist sich so als eine Hilfe, das richtige Gleichgewicht zwischen Inkarnation und Exkarnation zu bewerkstelligen. Es hat somit die Funktion, zwischen Leib und Seele harmonisch zu vermitteln.

Wie wichtig der Eisenimpuls in unserem Blut ist, das hat Rudolf Steiner einmal in medizinischen Zusammenhängen so formuliert: «Der Mensch möchte immer mehr oder weniger nicht hell, sondern dumpf in die Welt hinausschauen; er möchte auch nicht rührig sein, er möchte eigentlich ruhen, hat so eine Vorliebe für Ruhe. Er hat eigentlich immer die Krankheit des Ruhenwollens etwas

Eisen als Markkraft

in sich. Die muss ihm geheilt werden. Und wir sind nur gesund, wenn der menschliche Organismus fortwährend geheilt wird. Zu diesem Heilen ist das Eisen im Blute ...»[8]

Aus diesem therapeutischen Wissen heraus könnte man sich bei einer ursächlichen Behandlung der Schlaf- oder auch «Wachlosigkeit» durchaus vorstellen, am Abend mehr die höheren Potenzen von Eisen (Ferrum) zu verabreichen und morgens zum richtigen Inkarnieren die tieferen.

Aus medizinischer Perspektive soll in diesem Zusammenhang noch auf ein wichtiges Organ hingewiesen werden, das für die Regeneration der verbrauchten Vitalkräfte in der Nacht eine besondere Rolle spielt: die Leber, die nicht umsonst ihren Namen trägt (Leber = Leben). Eine wie auch immer geartete Leberstörung ist u. a. dadurch charakterisiert, dass der Schlaf trotz «Überlänge» nicht erholsam ist (manchmal sogar das Gegenteil bedeutet!). Der Volksmund weiß dies schon seit Langem und hat deshalb zutreffend formuliert: «Der Schmerz der Leber ist die Müdigkeit.» Die Leber kann nur indirekt «sprechen», da sie keine Nervenfasern besitzt. Auch ein regelmäßiges Wachwerden in den frühen Morgenstunden zwischen 1 und 3 Uhr, in der sogenannten «Leberzeit» der chinesischen Medizin, deutet auf Schwächen oder Störungen in diesem wichtigen Organ hin! Alle Organe haben nämlich einen bestimmten 24-Stunden-Rhythmus von erhöhter

Aktivität und Passivität. In der Leber findet zwischen 1 und 3 Uhr ein Maximum der Zuckersynthese statt, die dann in den Morgenstunden als «Betriebsenergie» für Muskeln und Gehirnfunktionen zur Verfügung gestellt wird. Wacht man also längere Zeit in dieser nächtlichen Leberphase auf, so kann man daraus schließen, dass in den Leberfunktionen etwas fundamental gestört ist. Der Schlaf ist nicht erholsam, und der Mensch fängt mit dumpfem Kopf und übel gelaunt seinen Tag an. Er schläft sich gewissermaßen in eine Verschlimmerung hinein!

Ich möchte nun versuchen, mich dem eigentlichen Geheimnis der Nacht, das sich für uns unbewusst sowohl im Organischen als auch im Seelisch-Geistigen bzw. auch Moralischen abspielt, mit der Frage zu nähern, wie Tag und Nacht als die zwei Repräsentanten unseres Bewusstseins bzw. Unterbewusstseins zusammenhängen. Wie sehr unser Unterbewusstsein unser Tagesbewusstsein bestimmt und beeinflusst, ist ja spätestens seit der Psychoanalyse bekannt. Wir müssen dazu den differenzierten Blick der Geisteswissenschaft auf den Menschen benutzen und uns zu einer notwendigen Geisterkenntnis durchringen, um Schlafen und Wachen in ihrer Tiefendimension besser zu verstehen.

Um Wachen und Schlafen in ihrer übergeordneten Bedeutung richtig zu erfassen, sollten wir zunächst von der Polarität Abbau (Wachprozesse) und Aufbau (Schlafprozess) ausgehen. Bewusstseinsvorgänge während des Tages reduzieren unsere Vitalkräfte, und wir werden müde. Dies ist ein äußeres Zeichen dafür, dass wir unseren Leib «verlassen» müssen, damit weisheitsvolle Kräfte die «Trümmer» unserer Tagestätigkeit und die Folgen des «Raubbaus» an unseren Lebenskräften beseitigen und uns organisch wieder restituieren. Der griechische Mythos von dem an einen Felsen des Kaukasus geschmiedeten Titanen Prometheus, dem jeden Tag ein Adler die Leber (!) anfrisst, die nachts wieder nachwächst, ist ein imaginatives Bild dieses Vorgangs.

Dieser rhythmische Vorgang von Eintauchen und Wiederherausgehen aus dem Leib bestimmt aber auch alle anderen Rhythmen im Organismus. Deshalb ist ein gesunder Schlaf für das gesamte organische wie seelische Leben so entscheidend.

Schaut man nun die Konstitution des Menschen noch etwas präziser an, so muss man noch genauer differenzieren. Es lässt sich dann eine Vierheit gemäß unserer physisch-leiblichen, vitalen, seelischen und geistigen Organisation erkennen – in der anthroposophisch orientierten Geisteswissenschaft auch als «Viergliedrigkeit» bezeichnet oder als die vier «Wesensglieder». In der klassischen Numerologie, der geistigen Erkenntnis von Zahlen, ist die Zahl Vier die irdische Ordnungszahl. Deshalb sprechen wir von vier Elementen, vier Temperamenten, vier Himmelsrichtungen etc. Das Fünfte ist dann immer die Erhöhung bzw. die Zusammenfassung der Vier.

Es gibt in der traditionellen und geisteswissenschaftlichen Medizin genügend Beispiele, so u. a. bei Paracelsus, der von vier bzw. fünf Aspekten spricht, die bei jeder Krankheit zu berücksichtigen sind: der physische, der elementare (Lebenskräfte), der siderisch-astrale (Seelenkräfte) und das Prinzip der ewigen Individualität, des Ich. Ein fünftes Prinzip stellt bei ihm das Schicksal dar, die *quinta essentia*, die Quintessenz!

Auch heute wird man in der Wissenschaft darauf aufmerksam, dass es neben den physischen auch lebendige Erneuerungskräfte gibt, sodass wir ständig «wiedergeboren» werden. Wir werden also permanent «ausgetauscht» und sind doch immer wir selbst. In der Sprache der anthroposophisch orientierten Geisteswissenschaft wird dies der «Ätherleib» genannt. Der dänische Wissenschaftsautor Tor Norretranders hat das einmal so formuliert: «Wir werden ständig wiedergeboren. Ununterbrochen kleiden wir unsere Persönlichkeit in neues Fleisch. Ich halte meinen Geist lebendig, indem ich ihn von Atom zu Atom springen lasse. Ein konstanter Fluss. Niemals dieselben Atome, immer derselbe Fluss. Kein Fließen, kein Fluss. Kein Fluss, kein Ich ... Ich denke heute anders über die Stabilität meines Körpers: Er ändert sich die ganze Zeit. Sonst könnte ich nicht derselbe bleiben.»⁹

Die Vierheit tritt nun zueinander durch den Schlaf in ein anderes Verhältnis als im Wachzustand, indem sich das Seelisch-Geistige, die sogenannten zwei «oberen Wesensglieder», Seele und Ich, aus der Leiblichkeit herausbegeben bzw. in einen anderen Seinszustand übergehen. Das Ich als Repräsentant des Willens und die Seele als Trägerin der Gefühle verlassen den irdischen Leib – somit «schlafen» auch Willensäußerungen und Empfindungen vom irdischen Aspekt aus ein, wie Dornröschen im Rosenhag, wachen aber auf der anderen Seite, der geistigen, umso mehr auf. Dort sind sie vom Irdischen unbelastet in größerer Tätigkeit, was uns aber meist unbewusst bleibt.

Die andere Hälfte, physischer und Lebensleib (Ätherleib), bleibt in dieser Nachtzeit von dem individuellen Ich und der Seele unbewohnt – somit führt der Mensch einige Stunden während des Schlafes ein rein *vegetatives* Dasein wie eine Pflanze, was für eine ungestörte Regeneration wichtig ist. Das heißt aber nicht, dass der Aufbau automatisch geschieht. Wer aber schafft jetzt an unserem Leib und wer ersetzt die oberen Glieder, die ja «draußen» weilen? Wer intendiert so weisheitsvoll dieses in 24 Stunden ablaufende Geschehen von Inkarnation und Exkarnation? Man könnte es nüchtern-prosaisch so formulieren: Der seelisch-geistige Anteil des Menschen (der «innere Mensch») verlässt jede Nacht (aber auch schon während eines kurzen Nickerchens) den physisch-irdischen Plan (den «äußeren Menschen»), um unbelastet von irdischen Anteilen, aber geprägt von den Nachwirkungen des Tages, in seine eigentliche Heimat, in die «geistige Welt» zu gehen, um sich für die Initiativen des Tages zu stärken und organische Regeneration zu veranlassen.

Bei diesem Prozess ist nicht nur die Schlaflänge, sondern auch die Schlaftiefe, d.h. die Qualität, wichtig. Somit muss nicht unbedingt ein langer Schlaf erholsamer sein als ein kurzer, intensiver. Auch im Schlaf, auf der Nachtseite also, haben wir es nicht nur mit einem Quantitäts-, sondern auch mit einem Qualitätsthema zu tun, was wir jedoch von der Tagseite mit beeinflussen können. Wir holen nicht nur aus der Nacht etwas heraus, sondern tragen auch immer etwas in die nächtlichen Prozesse hinein, was dann wieder positiv oder negativ auf das Tagesbewusstsein und auf unsere Lebenskräfte zurückwirkt. Ein wichtiges Thema für eine bewusste Schlafhygiene!

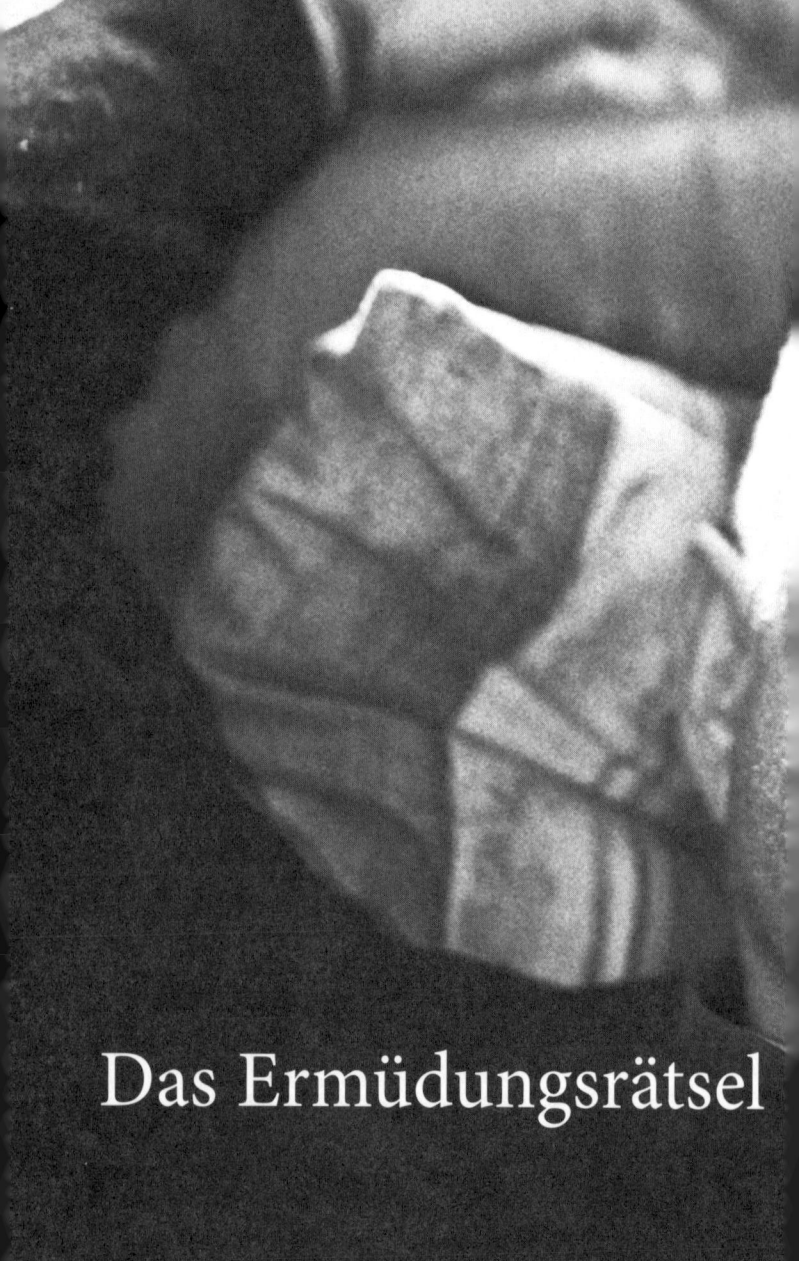

Das Ermüdungsrätsel

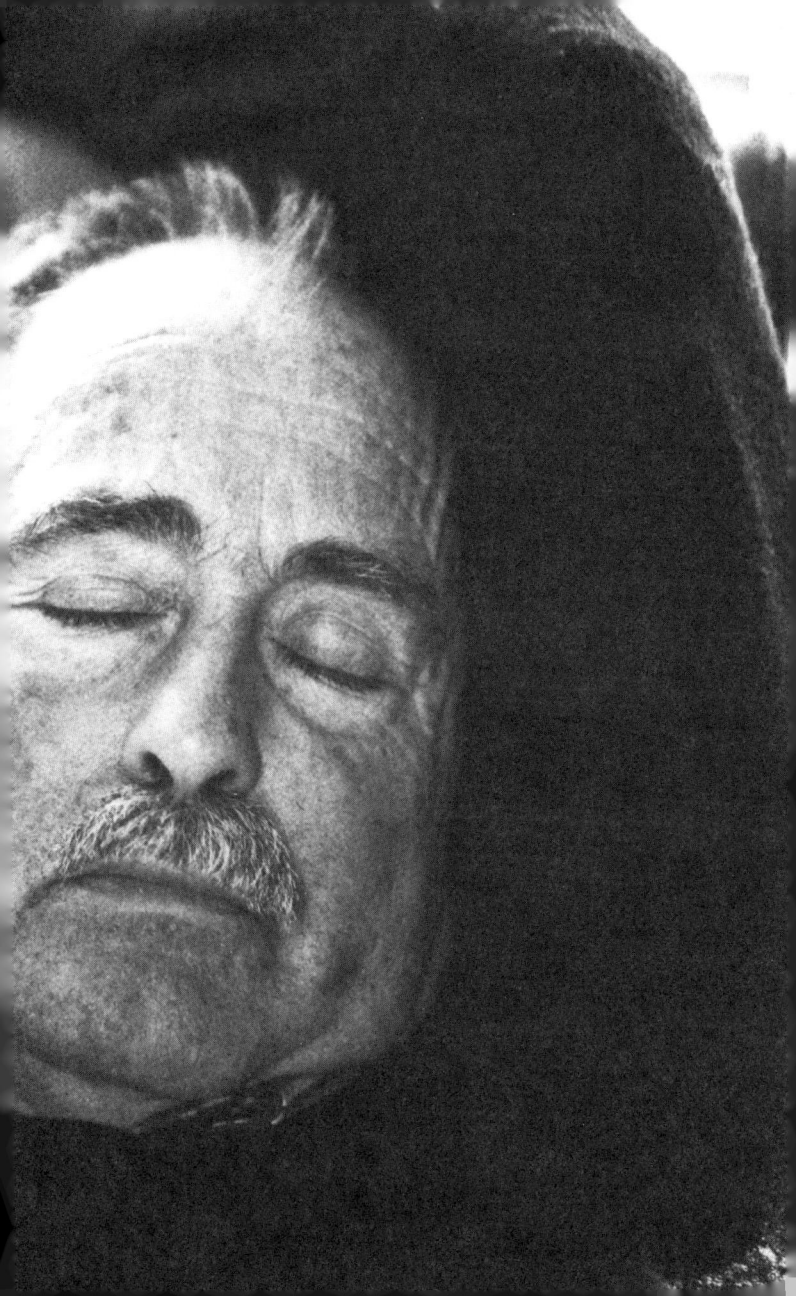

«*Man kann vieles, das im Menschen vorgeht, erklären aus den Veränderungen, die der Leib durchmacht vom Aufwachen bis zum Einschlafen, und man kann dann aus diesen Veränderungen den Schlaf erklären wollen, aber es wird immer etwas Unbefriedigendes dabei bleiben, weil es sich im Schlafe eben um die angedeutete Begegnung, also um eine Beziehung des Menschen zur geistigen Welt handelt.*»

Rudolf Steiner[10]

Eines der sichersten bzw. gängigsten Zeichen dafür, dass wir schlafen müssen, ist die körperliche Ermüdung. Die Ermüdung aber als einzige Ursache für das Schlafbedürfnis anzusehen wäre eine Halbwahrheit! Menschen, die mit großen Problemen im Täglichen behaftet sind, ziehen sich oft in ihr Bett zurück, um den «Schlaf der Gerechten» zu schlafen … Langweilige Situationen schläfern ein, obwohl vorher keine irgendwie gearteten Müdigkeitssymptome vorhanden waren, und schließlich gibt es sogar Menschen, die den ganzen Tag vertrödeln und abends trotzdem todmüde sind. Das bedeutet aber, dass es noch einen anderen Grund als den der Ermüdung geben muss, schlafen zu müssen bzw. zu wollen. Somit öffnet sich die erste Tür zum Verständnis des Schlafrätsels: der notwendige Gegensatz unseres Erlebens von Außenwelt und Innenwelt, von Hingabe an die Welt und Rückzug aus ihr, von sinnlichem und geistigem Dasein. Hätten wir nur äußere Erlebnisse an der Außenwelt, ohne sie innerlich zu verarbeiten, zu «verdauen», ja zu genießen, wir würden seelisch an der Außenwelt und ihren vielfältigen Impressionen «verbluten». Wir müssen demnach von Zeit zu Zeit unseren Leib verlassen, ihn «abwerfen», wie wenn sich ein Gaul seiner Lasten entledigt und nun ruhend seine Innerlichkeit genießen kann. In einem Satz zusammengefasst hieße dies: Im Wachen genießen wir die äußere Welt, im Schlafen genießen wir uns selbst.

Dieses Geschehen kann aber auch während des Tages künstlich induziert werden, z. B. durch psychedelische Drogen wie Opiate, Cannabis etc., die den inneren Selbstgenuss zu steigern vermögen. Ob es dann wie im Schlaf auch zur Selbst-Begegnung mit unserem höheren Wesen oder gar zu einer gesunden Selbst-Erkenntnis bzw. «Bewusstseinserweiterung» kommt, sei dahingestellt.

Die zunächst unbewusste Erfahrung, im Schlaf mit seinem höheren Wesen in Verbindung zu treten, führt konsequenterweise zur Anerkennung der «Heiligkeit des Schlafes», auf den sich eine noch mehr religiös gestimmte Menschheit in älteren Zeiten durch Gebete und bestimmte Rituale eingestimmt hat, weil sie noch instinktiv wusste, dass man im Schlaf seinem führenden Engel, dem sogenannten «Genius», begegnet. Ob das nach einem ausgiebigen Fernsehabend mit seiner Bilderflut noch so umfänglich möglich ist, kann bezweifelt werden – besonders dann, wenn man während der Sendung friedlich entschlummert …

Normalerweise ist der Schlaf in der Lage, die gesunde Müdigkeit zu befriedigen. Er ist zwar immer notwendiger Selbstgenuss, aber nicht immer schafft er die Form von Ermüdung weg, die rein durch Trägheit entstanden ist, wenn man beispielsweise bei jeder inneren Anstrengung einschläft. Ein Übermaß an Schlaf, der nicht als Folge einer vorangegangenen Tätigkeit auftritt, schafft also nur ein Übermaß an leiblich-egoistischem Selbsterleben und Selbstgenuss und kann sich im Lauf der Zeit als organisch-seelische Schwächung und nervöse Überempfindlichkeit auswirken.

Um dem eigentlichen Geheimnis des Schlafes noch ein wenig näher zu kommen, ist es notwendig, das seelische Verhältnis zur gesamten Leiblichkeit etwas genauer anzu-schauen.

Die entscheidende Frage ist ja: Wie kommen wir als Erdenmenschen in unmittelbaren Kontakt zu unserem höheren Wesen, unserem Genius? Erst einmal nur durch den Schlaf! Aber welcher Schlaf ist gemeint, wenn wir das Charakteristische des Schlafes, nämlich Träumen und Tiefschlaf, auf unser gewöhnliches Tagesbewusstsein übertragen? Hierbei ließe sich nämlich feststellen, dass uns auch unser Fühlen nur traumhaft bewusst wird. Und was in den Tiefen unserer Willensimpulse vorgeht, die uns zu bestimmten Handlungen treiben, davon wissen wir so viel wie in unserem Tiefschlaf – wir sehen demnach nur die äußeren Ergebnisse, die wir dann mit unserem Ver-stand zu analysieren versuchen. Also wachen wir tagsüber real nur im Denken – letztlich mit einem Drittel unserer Seele. Folglich leben wir träumend und schlafend auch tagsüber in einer geistig-unbewussten Sphäre, nur dass unser Ich sich am Tag als ein Innenwesen erlebt, in der Nacht aber unbelastet vom Leib mit der geistigen Umgebung korrespondiert. «Ich» und «Wollen» gehören ja innigst zusammen – so können wir eine Ahnung bekommen, dass in der Nacht die eigentlichen Willensintentionen, die wir auf die Erde mitgebracht haben, zum Tragen kommen und unsere Initiativen für den Tag impulsieren. Wir ahnen vielleicht schon, dass die Nachterlebnisse eine wichtige Quelle unserer moralischen Taten sind bzw. sein können. In diesem Bereich sind wir noch entwicklungsfähige geistige «Babys», die eine Zukunft erahnen lassen, im Gegensatz zu unserem «alten» Kopf mit seinem Denken, das nur schon Geschehenes verarbeitet oder analysiert. Die Schwelle zwischen physisch-sinnlicher und übersinnlich-geistiger Welt geht also mitten durch uns hindurch.

Dem über den Menschen herausragenden, zukünftigen und entwicklungsfähigen, diesem rein geistigen Anteil, den wir im Wachsein einfach verschlafen und der sich tagsüber als «Ge-Wissen» oder intuitives Gefühl melden kann, müssen wir jede Nacht begegnen, um den Faden zu unserem geistigen Ursprung nicht zu verlieren. Insofern ist die im Erdenleben erlebte Müdigkeit auch ein Zeichen von «drüben», sich die physische und geistig-moralische Kraft wieder dort zu holen, wo sie für das Erdendasein gebraucht wird. Dies ist von der reinen Erdumgebung mit ihren physikalischen Kräften nicht möglich!

Schauen wir uns dazu noch einmal den Begriff des «Genius» an, der in der griechischen Zeit als «daimon» bezeichnet wurde. In einer früheren Entwicklungsepoche der Menschheit, beispielsweise bei Homer, war er noch identisch mit «Gott». Später wurde er zur individuellen «Eigenart», zum göttlichen Schutzgeist (wie der Schutzengel) und in psychologischer Hinsicht als «innerer Mensch» verstanden, der ein gutes oder schlechtes Lebenslos (Karma) haben kann (sogenannter «eu-daimon» = Glück; «dys-daimon» = Unheil, Missgeschick).

Nachdem nun die christliche Kirche alles «Daimonische» zum «Dämonischen» und damit zu Gehilfen des Satans herabgewürdigt hatte, erfuhr dieser Begriff erst wieder in der zweiten Hälfte des 18. Jahrhunderts eine entscheidende Umwertung: «Dämonisch» hieß dann so viel wie «genial». Der dem inneren Menschen eingeborene «daimonische Eros» ist aber schon seit Platon nichts anderes als das «Zeugen im Geistigen» und bedeutet den Inbegriff der «höheren Geistesanlagen» im Menschen.[11]

In der christlichen oder auch esoterischen Auffassung ist es unser höheres Bewusstsein oder unser leitender Engel, dem wir jede Nacht Rechenschaft ablegen müssen und der uns durch das Leben geleitet. Goethe beispielsweise sprach noch von einem «oberen Leitenden» im Schicksal des Menschen. Durch Träume oder Ahnungen kann er sich u. a. kundtun, gerade wenn wir morgens beim Aufwachen auf die zarten Empfindungen achten, die wir aus der Nacht mitbringen. In der überlieferten Auffassung hatte man noch eine Ahnung davon, wenn man sagte, man solle beim Aufwachen nicht zu schnell in das Tageslicht schauen, um die nachklingenden nächtlichen Empfindungen erhaschen zu können. Wie es im Zeitalter von Radioweckern und anderen Marterinstrumenten bestellt ist, kann sich jeder selbst ausmalen …

Ist man von der «Heiligkeit des Schlafes» überzeugt und empfindet ihn nicht nur als überflüssige Pause zwischen den Tagesaktivitäten, dann kann eine Gedankenübung, die Rudolf Steiner einmal zur Vorbereitung für einen bewussteren Schlaf gegeben hat, durchaus hilfreich sein, um die Empfindung für seine Bedeutung zu erhöhen:

«Ich schlafe ein. Bis zum Aufwachen wird meine Seele in der geistigen Welt sein. Da wird sie der führenden Wesensmacht meines Erdenlebens begegnen, die in der geistigen Welt vorhanden ist, die mein Haupt umschwebt, da wird sie dem Genius begegnen. Und wenn ich aufwachen werde, werde ich die Begegnung mit dem Genius gehabt haben. Die Flügel meines Genius werden herangeschlagen haben an meine Seele.»[12]

Diese Empfindung ist geeignet, allmählich zu einer inneren Erfahrung zu werden und die rein äußerliche Interpretation des Schlafgeschehens zu überwinden!

Beim Schlafengehen

Nun der Tag mich müd' gemacht,
Soll mein sehnliches Verlangen
Freundlich die gestirnte Nacht
Wie ein müdes Kind empfangen.

Hände lasst von allem Tun,
Stirn vergiss du alles Denken,
Alle meine Sinne nun
Wollen sich in Schlummer senken.

Und die Seele unbewacht
Will in freien Flügen schweben,
Um im Zauberkreis der Nacht
Tief und tausendfach zu leben.

Hermann Hesse[13]

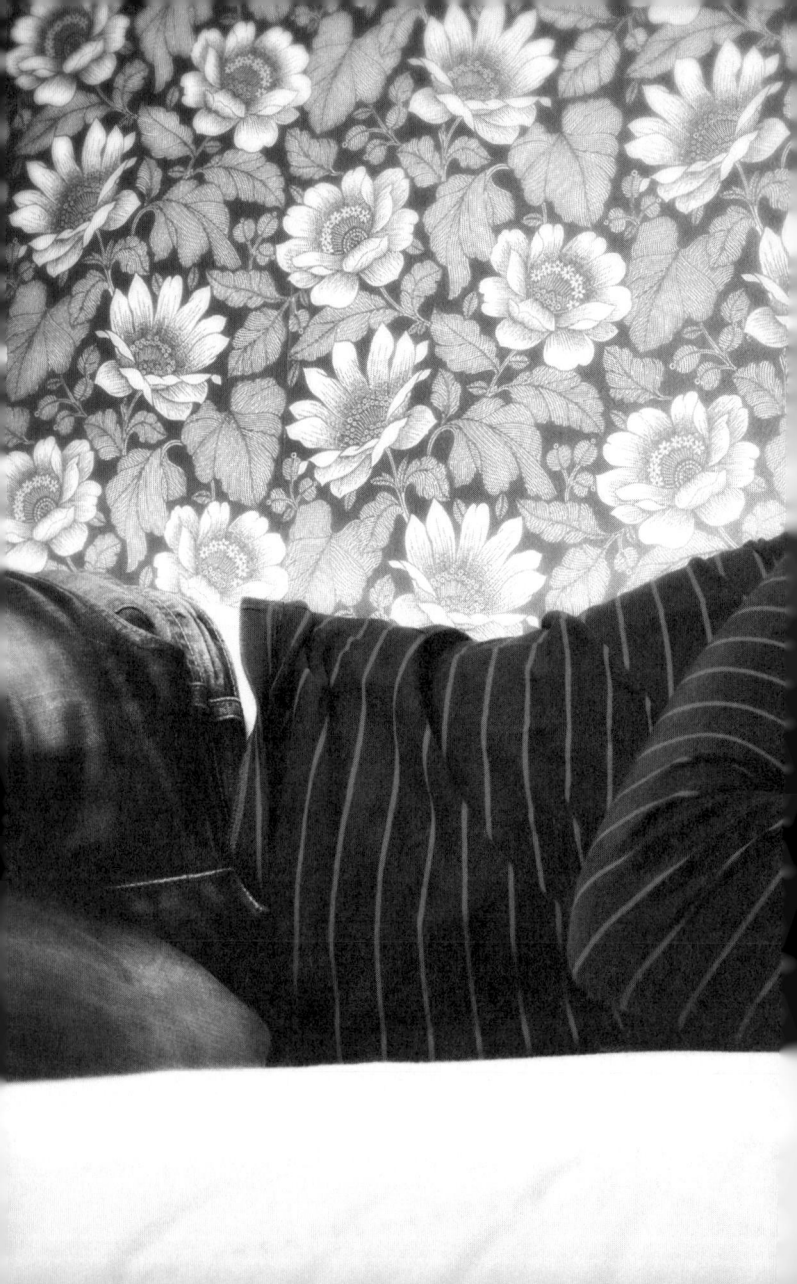

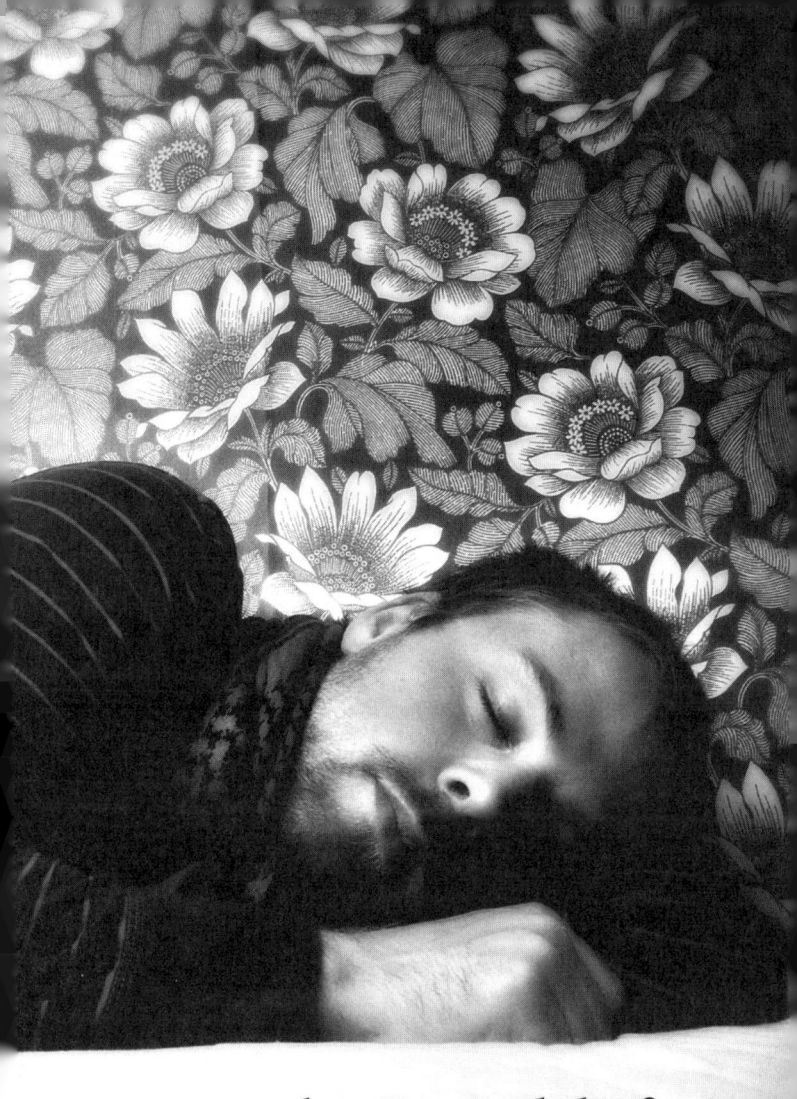

Die Welt im Schlaf

«Jedes Einschlafen ist eine Fragestellung, eine unbewusste
Fragestellung an die geistige Welt, jedes Aufwachen ist
ein unbewusstes Antwortgeben aus der geistigen Welt.
Wir stehen fortwährend gewissermaßen mit unserem
Unterbewusstsein mit der geistigen Welt in einer
Korrespondenz, indem wir aus dieser geistigen Welt
heraus uns die Antworten darüber holen, wie wir
innerlich als Mensch eigentlich sind.»

Rudolf Steiner[14]

Suchen wir eine Brücke zwischen Physischem und Geistigem, zwischen Naturordnung und Moralität bzw. Ethik, so finden wir sie in der Beziehung von Wachen und Schlafen.

Schon im Zusammenhang mit der Ermüdung wurde erwähnt, dass man hier oft Ursache und Wirkung verwechselt. Die Müdigkeit ist nämlich ein Zeichen dafür, dass wir von der Erde «genug haben» und in einen anderen Seinsbereich, die Heimat unserer Geistseele, zurückkehren wollen. Dass auch die moderne Schlafforschung, besonders die Neuroendokrinologie (die Wissenschaft von der Wechselwirkung zwischen Nerven- und Hormonsystem), von einem «Mysterium des Schlafs» spricht und heute davon ausgeht, dass eine ganz zentrale Funktion des Schlafs darin besteht, das Gedächtnis zu bilden, wird in einem späteren Kapitel noch ausgeführt.

Wir sollen somit im gesunden Schlafbedürfnis nicht nur einen rein physiologischen Vorgang sehen, sondern speziell einen geistig-moralischen Impuls, der uns aus den zunächst unbewussten Nachtprozessen gegeben wird. Die menschliche Seele umfasst damit real zwei Bewusstseinszustände: die von Bewusstsein und Unterbewusstsein, die sich gegenseitig beeinflussen.

Die Welt des Schlafes ist also die Welt der moralischen Ordnung, in die der zur Freiheit bestimmte Mensch, der sich im Wachzustand zwischen Gut und Böse entscheiden kann, jede Nacht eintritt. «Moral kann man nicht erfinden, man kann sie nur vorfinden», dies ist eine alte und durchaus wahre Volksweisheit. Die Frage ist und war aber immer wieder: Wo ist sie zu Hause?

Es haben sich aus der Erkenntnis, dass wir jede Nacht von einer höheren moralischen Instanz für unsere Gedanken und Taten beurteilt werden, die in der Volksweisheit ausgesprochen wird, interessante Gewohnheiten erhalten. So beispielsweise niemals schlechte Empfindungen oder Gedanken wie Ärger, Zorn, Rachegefühle etc. in den Schlaf herüberzutragen, sondern vor dem Einschlafen eine abgeklärte und beruhigte Situation zu schaffen. Unterlassen wir dies, so kann es sein, dass wir eine negative Gemütsstimmung, eine «Ver-Stimmung», aus dem Schlaf mitbringen, die nicht nur unsere Seele negativ beeinflusst, sondern im Lauf der Zeit zu erheblichen psycho-vegetativen, ja sogar organischen Störungen führen kann. Denn das, was vom Menschen jede Nacht als physischer und rein vegetativer Lebensleib im Bett zurückbleibt, ist ja «jenseits von Gut und Böse». Die moralischen Qualitäten liegen in unserer Seele und im Ich (Charakter), in dem, was wir denken, fühlen – und besonders, was wir tun. Der Schlaf kann in dieser Hinsicht zu einer guten, aber auch zu einer bösen Inspirationsquelle werden.

Wie wichtig die Ordnung der Tagesprobleme und die daraus folgende Wirkung vor dem Schlafengehen

sein kann, möchte ich als eine kleine Episode hier ein-
fügen:

Vor vielen Jahren habe ich ein mit mir gut befreundetes
Ehepaar einmal gefragt, wie sie es trotz aller Gegensätz-
lichkeit von Meinungen, Gewohnheiten, Temperament
etc. geschafft haben, über so viele Jahre eine derart harmo-
nische Ehe zu führen. Die Antwort lautete: «Wir sind nie
mit ungelösten Konflikten und Problemen in den Schlaf
gegangen, sondern haben so lange darüber geredet, bis
sich ein Verständnis oder sogar eine Lösung abgezeichnet
hat.»

Was sich jede Nacht in unser inneres Wesen einprägt bzw.
uns berührt, das ist die Wirkung von dem, was wir vom
Tag in den Schlaf mitgenommen haben und dessen Nachklang wir dann in unserer Gemütsstimmung vernehmen
können, wenn wir nur aufmerksam genug sind. Somit
werden wir jede Nacht aus dem Geiste heraus neu belebt
und geschaffen – man könnte auch sagen, wir werden vom
Stoffwechsel bzw. vom Willen her erneuert. Das spüren
wir deutlich, wenn uns nach einer guten Tat das gute Gewissen ein «sanftes Ruhekissen» gewährt.

Haben wir aber eine moralische Verfehlung began-
gen (speziell was unser Fühlen, aber mehr noch unsere
Willenshandlungen betrifft), so können heftige Gewissensbisse auftreten, die uns den Schlaf rauben. Gewissensbisse

sind gewissermaßen die «kalten Füße» für unsere Seele, die uns vom Schlaf abhalten. Wir fühlen uns aus der Welt des Geistes wie ausgesperrt. Man sollte diese Tatsache bei Schlaflosigkeit zumindest nicht unberücksichtigt lassen!

«Gewissen» ist mit dem Begriff «Gewissheit» verwandt. Im Englischen heißt es «conscience», was sich wörtlich mit «zusammengewusst» übersetzen ließe – also ein Extrakt dessen, was sich aus dem gesamten Erden- und Himmelswissen ergibt. Im Deutschen ist es die Vorsilbe «ge», die eine Zusammenfassung verschiedener Elemente anzeigt, wie Ge-müt, Ge-stalt, Ge-duld, Ge-birge etc.

Das Gewissen ist Ausdruck der moralischen Natur des Menschen und nicht von irdischen Bedingungen abhängig. Wie wir heute wissen, hat es mit dem Herzen als Intuitions- und Erinnerungsorgan zu tun. Bei den sogenannten Gewissensbissen kann es sich in der Nacht mit Missempfindungen wie Herzdruck, starkem Klopfen oder sogar als Angina pectoris (Herzschmerz, Brustenge) melden.

Die moderne Schlafforschung spricht aufgrund der unterschiedlichen Hirnaktivitäten von vier verschiedenen Bewusstseinsstufen, die sie im Zusammenhang mit vier verschiedenen Frequenzen in EEG-Wellenmuster benennt: das normale Wachbewusstsein mit den «hektischen» Beta-Wellen, das sogenannte «Alltagsbewusstsein der permanenten Alarmbereitschaft», die auch in den REM-Phasen wieder auftreten, sodass man ja von einem «paradoxen

Schlaf» spricht, in dem Blutdruck und Muskelspannung zwar deutlich sinken, Puls- und Atemfrequenz aber zunehmen.

Nun folgt der Alpha-Zustand, in dem Körper und Geist als eine Einheit gefühlt werden und der besonders bei Entspannungszuständen mit geschlossenen Augen auftritt. Zu Beginn einer Trance gibt es ähnliche Phänomene. Man könnte auch sagen, es ist das Stadium vom Wachen zum Schlafen, die «Brücke zum Unbewussten». Hier kann man noch leicht geweckt werden. Im Alter erhöht sich der Anteil an diesem Schlafstadium (sogenannter «Katzenschlaf»).

Es folgt nun das Stadium der Theta-Wellen, das Stadium des mitteltiefen Schlafs, in den auch noch unsere Tagträume reichen. Diese Wellen findet man auch in tiefer Meditation und in tiefer Trance. Psychedelische Drogen wie LSD rufen ebenfalls einen Theta-Zustand im Gehirn hervor. Auch der «Sekundenschlaf» ist hier zu Hause, in dem ja das Bewusstsein schnell und tief absinkt, man danach aber wieder komplett wach ist!

Im Delta-Zustand ist dann der traumlose Tiefschlaf erreicht. In dieser Phase werden offensichtlich auch die Wachstumshormone ausgeschüttet, das Immunsystem regeneriert und somit auch verschiedene «Reparaturen» an den Zellen vorgenommen.

All diese Stadien werden nun in der Nacht mehrfach verlassen. Der Mensch taucht etwa alle 90 Minuten – somit vier- bis fünfmal in der Nacht – wieder an die Oberfläche, um seine Tageserlebnisse durch Träume zu verarbeiten. Man kann deshalb auch zu Recht von einer «Schlafarchitektur» bzw. «Zeitgestalt» des Schlafes sprechen.

Diese Stadien werden etwa 20 Minuten nach dem Einschlafen erreicht, im Alter werden aber die Tiefschlaf- und damit die Regenerationsphasen (leider) weniger.

Es lassen sich also drei wichtige Schlafbereiche erkennen – wenn wir die erste Übergangsphase einmal weglassen –, auch wenn sie uns in ihrer Gesamtheit zunächst nicht bewusst sind:

– die Nachklänge der Tageserlebnisse, die sich dann im weiteren Verlauf in Träumen äußern können,
– die traumfreien Stadien
  und
– der bewusstlose Tiefschlaf mit seiner «Reparaturphase».

Für diejenigen Leserinnen und Leser, die wie ich in der Weltliteratur gerne Parallelspuren verfolgen, sei an dieser Stelle erwähnt, dass sich zu Beginn des zweiten Teils von Goethes *Faust* eine interessante Beschreibung dessen findet, was sich in den Nachtprozessen ereignet und welche Geister die seelische und körperliche Regeneration bewerkstelligen.

Faust, nach all den Schicksalsschlägen und morali-schen Verfehlungen, wird auf «blumigen Rasen gebettet, ermüdet, unruhig und Schlaf suchend» und von einem Geisteskreis anmutiger Gestalten umringt, die seinen unsterblichen Anteil von allen erdenbedingten Verun-reinigungen heilen sollen, indem sie ihm die Wohltat des Vergessens bescheren.

Die ihr dies Haupt umschwebt im luftgen Kreise,
Erzeigt euch hier nach edler Elfen Weise:
Besänftigt des Herzens grimmen Strauß,
Entfernt des Vorwurfs glühend bittre Pfeile,
Sein Innres reinigt von erlebtem Graus.

Nun spricht Goethe interessanterweise von vier verschie-denen Schritten in der Nacht («Vier sind die Pausen nächtiger Weile»), die an Faust – an uns – zur Gesundung und Regeneration von den Geistwesen vollzogen werden müssen, um ihn für den nächsten Tag bis in die Glied-maßen zu stärken. Dazu braucht es aber zunächst eine be-stimmte Vorbereitung:

Erst senkt sein Haupt aufs kühle Polster nieder,
Dann badet ihn im Tau aus Lethes Flut!
Gelenk sind bald die krampferstarrten Glieder,
Wenn er gestärkt dem Tag entgegen ruht.

Erst einmal muss die Seele den irdischen Leib verlassen, damit das Herz und somit das ganze Gefühlsleben beruhigt werden kann:

Wenn sich lau die Lüfte füllen
Um den grünumschränkten Plan,
Süße Düfte, Nebelhüllen
Senkt die Dämmerung heran;
Lispelt leise süßen Frieden,
Wiegt das Herz in Kindesruh,
Und den Augen dieses Müden
Schließt des Tages Pforte zu.

Nachdem der Verstand vom Schlaf eingenebelt und das Herz beruhigt ist, kommt nun als ein Zweites die Sternenphase:

Nacht ist schon hereingesunken,
Schließt sich heilig Stern an Stern;
Große Lichter, kleine Funken
Glitzern nah und glänzen fern;
Glitzern hier im See sich spiegelnd,
Glänzen droben klarer Nacht,
Tiefsten Ruhens Glück besiegelnd
Herrscht des Mondes volle Pracht.

Alles an Sphärenweisheit wird vom Kosmos selbst in Faust hineingesenkt.

Nach diesen Sternenerlebnissen ist aller Schmerz entschwunden und der neue Tag kann hoffnungsvoll erwartet werden. Die Saat, die der Kosmos in die Seele von Faust gelegt hat, kann nun auf der Erde langsam aufgehen, d. h. im Schicksal «geerntet» werden.

Schon verloschen sind die Stunden,
Hingeschwunden Schmerz und Glück;
Fühl' es vor! Du wirst gesunden;
Traue neuem Tagesblick.
Täler grünen, Hügel schwellen,
Buschen sich zu Schattenruh;
Und in schwanken Silberwellen
Wogt die Saat der Ernte zu.

In der vierten und letzten «Pause» während des Schlafes wird dann die Aufwachphase vorbereitet, die Seele will wieder für ihr Tagewerk den Leib ergreifen, die Wunschnatur regt sich wieder, der Morgenglanz lockt zum Wachwerden, und indem die Seele die «Schale» des Schlafes, welche die kosmischen Geheimnisse beinhaltet, fortgeworfen bzw. abgelegt hat, kann jetzt der rechte Wille die Tat inspirieren!

Wunsch um Wünsche zu erlangen,
Schaue nach dem Glanze dort!
Leise bist du nur umfangen,
Schlaf ist Schale, wirf sie fort!
Säume nicht, dich zu erdreisten,
Wenn die Menge zaudernd schweift;
Alles kann der Edle leisten,
Der versteht und rasch ergreift.

Was Faust nach diesen nächtlichen Erfahrungen verspürt,
ist fast zu beneiden:

Des Lebens Pulse schlagen frisch lebendig,
Ätherische Dämmerung milde zu begrüßen;
Du, Erde, warst auch diese Nacht beständig
Und atmest neu erquickt zu meinen Füßen,
Beginnest schon mit Lust mich zu umgeben,
Du regst und rührst ein kräftiges Beschließen,
Zum höchsten Dasein immerfort zu streben.

An diesen Ausführungen aus Goethes *Faust (Der Tragödie
zweiter Teil in fünf Akten*. Erster Akt: Anmutige Gegend.
Dämmerung) sehen wir, dass er ein Kenner der verschiedenen Schlafstadien war und uns in poetischer Form über
das Geheimnis unserer nächtlichen Existenz aufklären
kann.

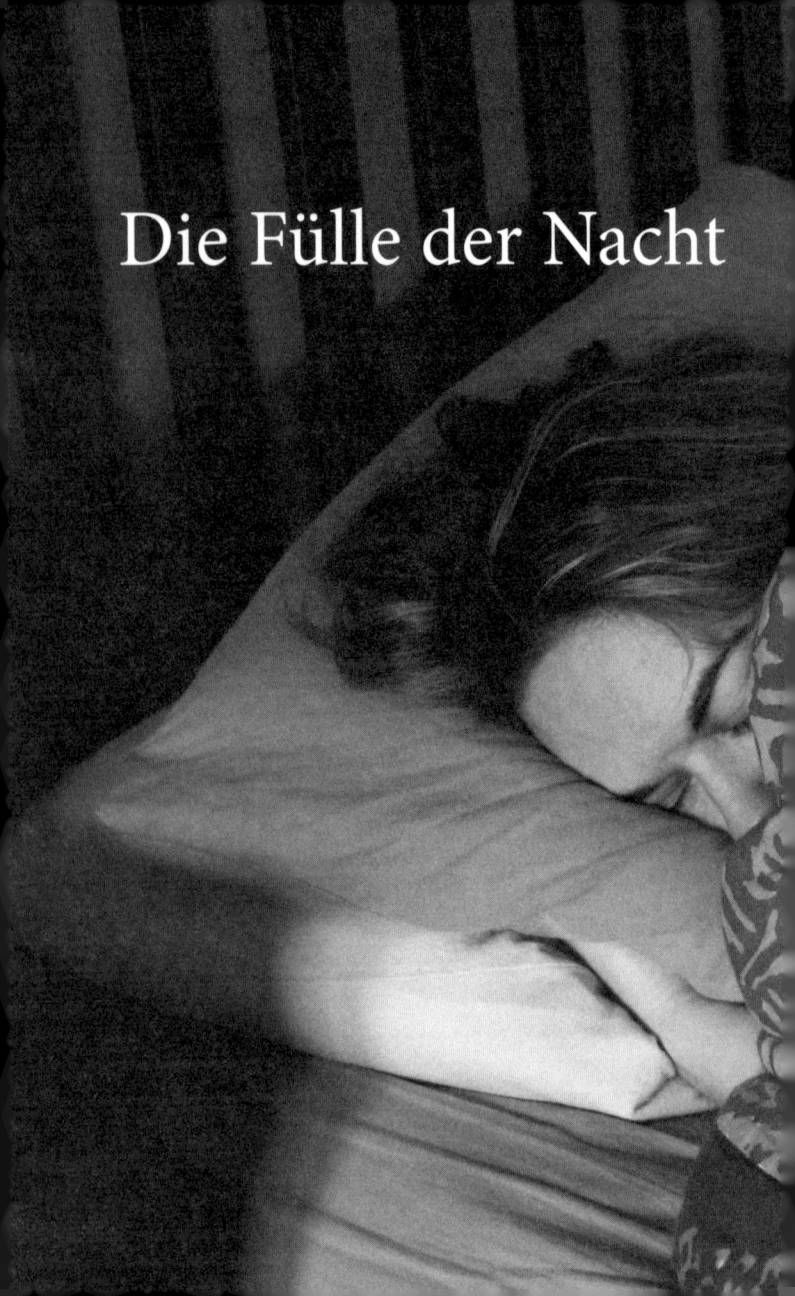

Die Fülle der Nacht

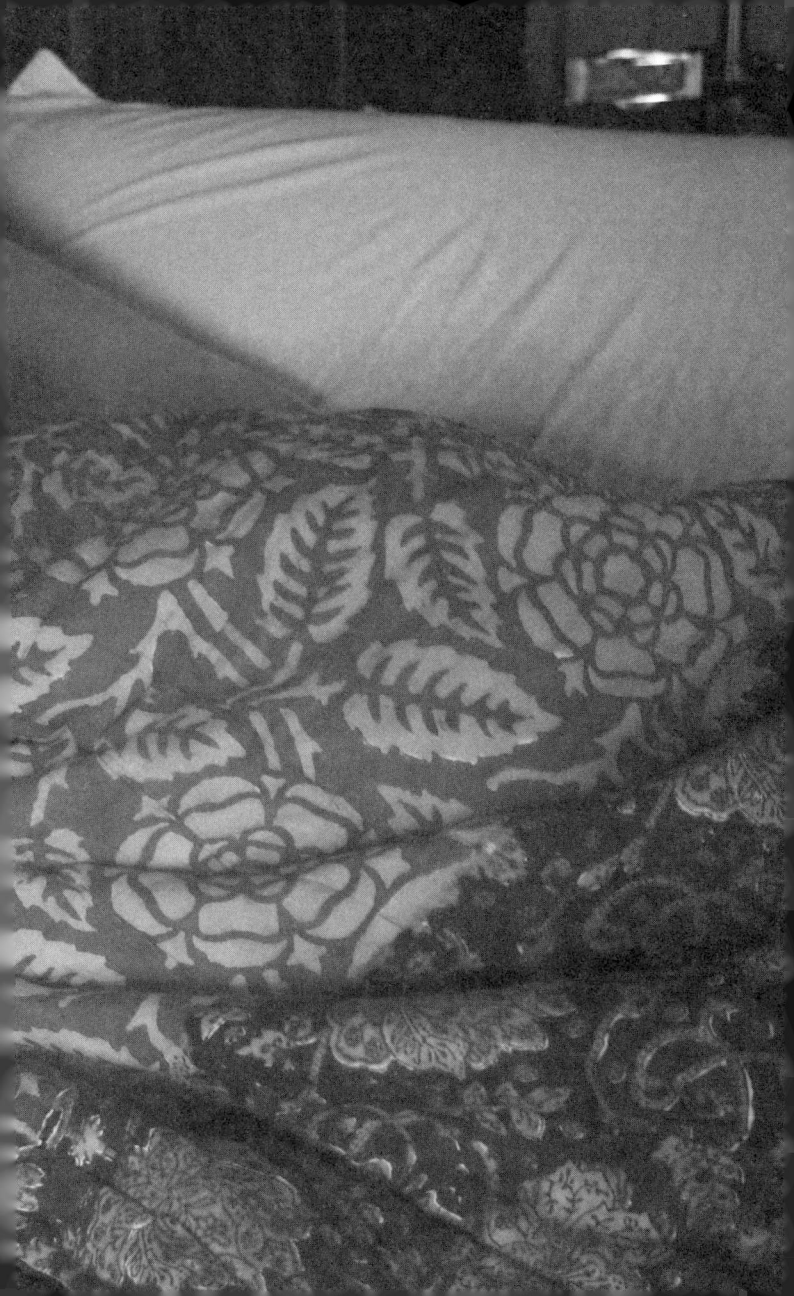

«... die komplexe Phänomenologie des Schlafes, die aber
gleichzeitig in quantitativer und qualitativer Hinsicht
eine erstaunliche Ordnung erkennen lässt, ist als Resultat
eines passiven Wegsinkens aus dem Wachzustand nicht
erklärbar ... Die ganze Erscheinungsform des Schlafes
muss als aktiv induziertes, organisiertes und reguliertes
Phänomen interpretiert werden ...»

W. Koella, Physiologie des Schlafs[15]

Mit dem gewöhnlichen Tagesbewusstsein ist es nicht möglich, die Ereignisse, die jede Nacht in unserem Organismus ablaufen, wirklich zu erfassen. Wir tappen buchstäblich im Dunklen. Zur Erkenntnis der Nachtseite unseres Daseins braucht es ein erweitertes und vertiefteres Wissen als das rein gegenständlich-intellektuelle, um in das «Reich der Mütter», das Reich der schöpferischen Geistkräfte, hinabzusteigen und von dort Tatsachen an die Tagesoberfläche zu holen. In der Geisteswissenschaft werden seit alten Zeiten diese zu erlangenden höheren Fähigkeiten mit dem imaginativen Bilderbewusstsein, dem inspirierten Hörbewusstsein und dem ganz in den Dingen lebenden, intuitiven Bewusstsein bezeichnet. Diese Erkenntnisfähigkeiten braucht man, um in der Nacht wachen und forschen zu können.

Die meisten von uns, die diese Fähigkeiten (noch) nicht besitzen, sind also darauf angewiesen – falls sie nach spiritueller Erkenntnis streben und auch das Staunen und Fragen nach tieferen Zusammenhängen noch nicht verlernt haben –, von den Kennern der verborgenen (okkulten) Seite des Daseins Genaueres zu erfahren, um Lebens- und Daseinsfragen besser zu verstehen und handhaben zu können.

Ich werde versuchen, einiges von dem von Rudolf Steiner in seiner Geisteswissenschaft Erforschte darzustellen, in der Hoffnung, dass sich dadurch Lebensrätsel, die uns heute auf den Nägeln brennen, besser verstehen oder sogar lösen lassen. Zu erwähnen ist, dass diese Schilderungen aus seiner kontinuierlich sich erweiternden Geistesforschung stammen und alles andere als schematisch zu verstehen sind, vielmehr von verschiedenen Gesichtspunkten angeschaut werden müssen. – Erst wenn wir akzeptieren, dass die wesentlichsten Impulse des Tages aus der Nacht stammen, wächst auch das Interesse, mehr von dieser verborgenen Seite wissen zu wollen.

«Wir tragen immer während des Tages vom Aufwachen bis zum Einschlafen die Nachwirkungen der Nachterlebnisse in uns, und wenn auch für die äußere Kultur alles dasjenige von einer großen Bedeutung ist, was der Mensch durch sein Bewusstsein vollzieht, dasjenige, was im Menschen selber vorgeht, das ist zum allergeringsten Teile abhängig von seinem Bewusstsein, aber im höchsten Grade abhängig von demjenigen, was er unbewusst erlebt vom Einschlafen bis zum Aufwachen.»[16]

Aus der Tatsache, dass wir neben der Tages- auch eine Nachtbiografie haben, wie wir auch neben unserer Lebens- eine nachtodliche Biografie haben, kann sich in Zukunft ein neues und viel umfassenderes Menschenverständnis ergeben!

Da sich in unserem gewöhnlichen Seelenleben immer Tag- und Nachtbewusstsein durchdringen, sodass wir tagsüber nur den Schattenwurf der nächtlichen Ereignisse als Träume, Stimmungen und Ahnungen erleben, ist es sinnvoll, erst einmal eine Brücke von unseren gewöhnlichen Seelenkräften – Denken, Fühlen und Wollen – zu den Nachtprozessen zu schlagen und sie in ihrer Wirkung auf uns am Tag zu erfassen.

Unser denkender Anteil ist ja mit Wachheit im Vorstellen, d. h. aber hauptsächlich mit der Verarbeitung von rein irdischen Sinneseindrücken identisch. Beim Fühlen konstatierten wir ein mehr traumartig aufwallendes Empfinden, das besonders durch Musik angeregt wird, und beim Wollen, dessen eigentliche Quelle wir nicht kennen und das unserem bewusstlosen Tiefschlaf entspricht, können wir nur die Wirkung, nicht aber die eigentliche Quelle ausfindig machen. Mit dem Willen wirken wir aber am intensivsten auf die Welt ein, ja wir verändern sie sogar, indem sich unsere Taten von uns ablösen und dadurch bis in die Zukunft reichen. Die Wirkung und Folgen überschauen wir meistens nicht. Im Gegensatz dazu bilden wir durch unser Vorstellen erst einmal Vorhandenes nur ab, mit dem Fühlen individualisieren wir die Dinge bzw. beziehen sie auf uns selbst, was wir besonders bei Sympathie oder Antipathie erleben können, die ja meist auch aus halbbewussten Tiefen auftauchen. Diese drei Stadien treten nun vergleichbar mit unseren drei Seelenkräften jede Nacht in noch umfassenderem Maße auf:

Die in den Traumphasen durch die Leibes- und

Tagesereignisse nachwirkenden Bilder entsprechen dem Seelenzustand des Tages, den wir von unserem denkenden Vorstellen her kennen. Wir sind da noch halbbewusst mit den physischen Dingen verbunden. Deshalb benutzt der Traum auch sinnenfällige Bilder aus dem Alltag, um sich in seiner eigentlichen Dynamik auszudrücken. Aber es ist durchaus möglich, dass sich tagsüber im Halbschlaf imaginative Bilder einstellen können, die sich wie nächtliche Träume auch in Symbole verkleiden und somit auf eine höhere Wirklichkeit verweisen. So erging es dem berühmten Chemiker Friedrich Kekulé, einem der Pioniere der organischen Chemie, der durch seine Forschungen erst eine Systematik in die Vielfalt der organischen Kohlenstoffverbindungen gebracht hat, aber zunächst einmal die Frage nach der Struktur des Benzols nicht lösen konnte. Er berichtete 1890 in seinen Erinnerungen, dass er die Lösung in einer Art Wachtraum fand. Er saß wie gewohnt im Winter des Jahres 1861 an seinem Schreibtisch und beobachtete fasziniert das Funkenspiel des Kaminfeuers. Plötzlich sah er, wie sich die Kohlenstoff- und Wasserstoffatome vor seinen Augen in einer Art alchemistischem Symbol ordneten, zu einem Symbol der Ourobourosschlange, die sich selbst in den Schwanz beißt. Der sechseckige Benzolring war gefunden und mit ihm *der* Durchbruch in der gesamten organischen Chemie, der heute nicht mehr wegzudenken ist.

In der nächsten Sphäre, die wir tagsüber als Fühlen erleben, befinden wir uns nicht mehr in den Nachwirkungen der Weltenbilder und Weltgedanken, sondern in einem Bereich, wo sich von den Dingen nicht nur das äußere, sondern das innerliche Wesen in Form von Klang, Ton bzw. Musik offenbart. Wir *fühlen* uns von dort her «inspiriert». Mancher akustische Nachklang, den wir aus dem Schlaf mitnehmen, kommt aus dieser Sphäre, aus der auch große Komponisten ihre Inspiration holen bzw. geholt haben (nicht grundlos auch als «Sphärenmusik» bezeichnet). Dieses inspirierte Bewusstsein hatten auch große Schriftsteller wie Goethe, weshalb er uns im *Faust* auf das Tönende der himmlischen Erscheinungen aufmerksam macht, was leider oft nur als eine poetische Metapher gedeutet wird:

Die Sonne tönt nach alter Weise
In Brudersphären Wettgesang,
Und ihre vorgeschriebne Reise
Vollendet sie mit Donnergang ...

Goethe, *Faust. Der Tragödie erster Teil*, Prolog im Himmel

Im zweiten Teil wird er im ersten Akt der anmutigen Gegend noch deutlicher:

Ungeheures Getöse verkündet das Herannahen der Sonne.
Ariel. Horchet! Horcht dem Sturm der Horen!
Tönend wird für Geistesohren
Schon der neue Tag geboren.
Felsentore knarrend rasselnd,
Phöbus' Räder rollend prasselnd,
Welch Getöse bringt das Licht! ...

Man sieht daran, dass die sinnliche Welt von Kräften durchtönt wird, dass die Welt eigentlich Klang ist, der wie jede Musik mathematisch geordnet ist.

Wenn man diesen Gedanken auf das Wesen der Metalle anwendet, so ließe sich fragen: Bringt die rein physikalisch-chemische Analyse mehr, als wenn man die Metalle zum Klingen bringt, um ihr eigentliches inneres Sein zu vernehmen? Wie anders erleben wir ein helles Silberglöckchen im Gegensatz zum stumpfen, den Klang verschluckenden Blei. Wie sehr können wir über alle Anatomie und Physiologie hinaus aus der Stimme eines Menschen die seelische und sogar organische Befindlichkeit erahnen. In der chinesischen Medizin wird der Klang der Stimme mit bestimmten Organsystemen in Verbindung gebracht: die ängstlich-zögernde Stimme mit den Nieren, die zu laute, eher gepresste Stimme mit Leber und Galle, die weinerliche Stimme mit den Lungen etc.

Nun kommt in der dritten, der tiefsten bzw. höchsten Sphäre der Nacht das, was schon bei den *Willens*intentionen erwähnt wurde: Wir befinden uns dort im absolut bewusstlosen Tiefschlaf, der uns u. a. bis «auf die Knochen» regeneriert. Wissen wir denn mit unserem gewöhnlichen Tagesbewusstsein, warum wir im Leben gerade dies oder jenes getan oder gelassen haben, warum wir gerade diesen Beruf gewählt oder eine Vorliebe für einen bestimmten Menschentypus haben? Man kann erahnen, dass wir damit in das tiefste Wesen von uns selbst und unserem Zusammenhang mit der Welt eintauchen, was gewöhnlich mit «Schicksal» bezeichnet wird. Schicksal hat immer mit unseren vergangenen und zukünftigen Willenstaten zu tun!

In der anthroposophisch orientierten Geisteswissenschaft wird dies die «mineralische Sphäre» genannt, wo Geistiges bis in die Materie hinein Gestaltung annimmt. Es ist das Reich der Wesen selbst, mit denen wir eins werden. Man kann erahnen, dass uns die höchsten Geistkräfte helfen müssen, aus diesem «Kristallhimmel» wieder unbeschadet herauszukommen. Legenden und Märchen wie die vom im Kyffhäuser verzauberten Kaiser Barbarossa, der dort so lange seinen Zauberschlaf nach seinem Ertrinkungstod verbringen muss, bis Christus kommt, um ihn aufzuwecken, oder auch Schneewittchen im Glassarg erinnern an dieses allnächtliche Geschehen.

Neben dem traumdurchwirkten leisen Schlaf und dem traumlosen, von dem wir zumindest bemerken, dass wir dort keine Träume hatten, gibt es also noch als ein Drittes den «Kristallschlaf», der bis in die physische Mineralstruktur unserer Leiblichkeit reicht und von dem wir nichts wahrnehmen, es sein denn, wir hätten schon das, was «intuitives Bewusstsein» genannt wurde. Aber auch hier können wir uns eine Hilfsvorstellung bilden, um diese Art von Bewusstsein besser zu verstehen, die ja mit der absoluten Identifikation, also dem Einswerden mit einer Sache, zu tun hat. Normalerweise erleben wir uns mit unserem Ich nicht mehr in der Einheit, sondern vom Sein bzw. Dasein abgespalten – stehen einander gegenüber Ich und Welt.

Der Philosoph Rüdiger Safranski erwähnt in einem seiner Bücher über die Wahrheitsfindung[17] eine alte chinesische Erzählung, an der man, so glaube ich, das Wesen des Intuitiven sehr gut demonstrieren kann. Sie berichtet von einem Maler, der über einem einzigen Bild alt und einsam wurde. Nachdem es vollendet war, lud er alle alten Freunde zu sich ein. Es war ein Bild mit einem Park darauf, ein schmaler Weg führte durch Wiesen zu einem Haus auf der Anhöhe. Als sie mit ihrem prüfenden Urteil fertig waren und dem Maler ihre Erlebnisse mitteilen wollten, war dieser nicht mehr da. Sie blickten wieder ins Bild: Dort ging er auf dem Weg die Anhöhe hinauf, öffnete die Tür des Hauses, hielt einen Moment inne, drehte sich lächelnd um, winkte noch einmal und verschloss dann sorgsam die gemalte Tür. Er war gewissermaßen in seinem Bild verschwunden, mit ihm identisch geworden.

Diese Geschichte erzählt also vom Geheimnis des «Innen-Seins und vermittelt die Suggestion vom wahren Leben». Er war mit der Sache selbst identisch geworden, aus der er aber auch wieder heraustreten kann. «Nachdem der Maler in seinem Bild verschwindet, müsste nun auch das Bild selbst verschwinden. Zurück bleibt – eine Leere. Eine vollkommene Abwesenheit. Denken wir uns diesen Vorgang als ein Pulsieren, dann würde die Leere sich wieder mit dem Bild füllen und am Ende träte der Maler aus seinem Bild. Was könnte er erzählen?» Dieser Gedanke Safranskis erinnert ein wenig an den Zen-Buddhismus, wo das Bewusstsein sich erst auflösen muss, um sich ganz mit den Dingen zu identifizieren.

Doch zurück zum Schlaf, zurück zu den Folgen der sogenannten «mineralischen» Schwere, die wir erst langsam im Lauf des Tages überwinden müssen. Wir können sie sogar ab und zu nach dem Aufwachen wahrnehmen.

«Ich glaube ja ganz gewiss, dass eine Anzahl von Ihnen diesen Zustand am Morgen kennt, wo der Mensch weiß: Er hat nun doch nicht so gewöhnlich geschlafen, sondern es war etwas in ihm, was ihm eine gewisse Schwere zurücklässt, was er erst überwinden muss durch längere Zeit, wenn er am Morgen bewusst ist. Das weist dann auf eine dritte Gattung des Schlafes hin … Die hat überhaupt für den Menschen eine große Bedeutung.»[18]

Speziell an kleinen Kindern oder auch an Jugendlichen kann man wahrnehmen, dass sie für ihren leiblichen Aufbau länger als Erwachsene nachts im «Kristallhimmel» verweilen müssen. Sie erwachen oft verquollen und missgelaunt aus einem «bleiernen» Schlaf und brauchen einige Zeit, um den Tag gut gelaunt und frisch zu beginnen. Im höheren Alter hat man oft das gegenteilige Erlebnis: Man meint manchmal, gar nicht geschlafen zu haben, obwohl man es tat, wenn auch sehr oberflächlich. Man war nur nicht tief genug «weg».

Hinter unseren gewöhnlichen seelischen Kräften von Denken, Fühlen und Wollen stehen also reale Geistwirkungen, die wir letztlich nur mit den höheren Fähigkeiten von Imagination, Inspiration und Intuition verstehen können.

Bedingt durch unser rein auf das Gehirn fixierte Zeitalter – scheinbar alles wird versucht mit diesem durchaus zentralen Organ zu begründen – können wir uns nur schwer vorstellen, dass es in uns auch andere und vielleicht sogar umfassendere Wahrnehmungs- und «Denk-Organe» gibt als unseren «Spiegelapparat». Dazu gehört zum einen unser Herz als Gewissens- bzw. Intuitionsorgan, in dem unser Schicksalsgefühl sitzt und das sogar «brechen» kann, wenn sich ein schwerer Schicksalsschlag ereignet. Lebt ein Mensch dauernd gegen seine innere Gemütsverfassung, indem er permanent seine Taten und Gedanken von seinen Gefühlen trennt, nichts mehr verinnerlicht und auch nichts mehr von den Lebensereignissen selbst lernen will (also das vermeidet, was noch im Englischen und Französischen als «inwendig lernen», als «to learn by heart» oder «apprendre par cœur» bezeichnet wird), so bekommt er im Lauf der Zeit entsprechende Gemüts- bzw. Herzprobleme. Sein physisches Herz wird immer «kälter» und sogar «steinern», d. h. sklerotisch, sodass man in der Medizin von einer «Sklerokardie» (Herzverhärtung) spricht. Die Herzensklugheit, die Intuition und die Gemütswärme ziehen sich aus dem Leben immer mehr zurück!

Organisch etwas tiefer, aber dadurch nicht unbedeutender, sitzt das, was vegetativ unseren gesamten Stoffwechsel reguliert: unser Sonnengeflecht (Solarplexus), auch als «Bauchgehirn» bezeichnet. Im gesamten Bauchbereich (wo auch die Wut sitzt!) herrscht, organisch gesehen, die höchste Zerstörungskraft des Organismus, um die aufgenommene Nahrung abzubauen und sie sich zu eigen zu machen. Denken wir nur an die aggressive Gallen- und Bauchspeicheldrüsen-Flüssigkeiten oder den salzsäurehaltigen Magensaft. Diese Sphäre muss eine ungeheure Klugheit besitzen – die sogenannte «Bauchklugheit» –, um alle die Wundertaten von Abbau der Nahrung und sinnvoller Erneuerung zu regulieren. Denn wer kann sich schon real vorstellen, dass beispielsweise eine Kuh nur Gras frisst, daraus Milch entsteht, mit der sie ihre und wir unsere Kinder großziehen und Hunderte von verschiedenen Produkten herstellen können? In dieser Sphäre (im asiatischen Raum «hara» genannt) sind wir wie mit einer geistigen «Nabelschnur» mit den kosmischen Kräften der Planeten und Fixsterne verbunden. In dieser Region sind wir letztlich viel «geistiger» als in unserem Kopf! In der englischen Sprache wird das intuitive Bauchgefühl mit «I feel it in my guts» benannt. In diesen Eingeweiden wird in wunderbarer Weise die ganze Stofflichkeit für unsere leibliche Existenz abgebaut, wieder aufgebaut und harmonisiert. Kein Wunder, dass die Inder heute noch die Kuh – *das* Stoffwechsel-Verdauungstier par excellence – als heilig ehren.

In diesem Bereich muss nun unser leiblich gebundenes Ich gut inkarniert sein, um mithilfe der kosmischen Kräfte Fremdes in Eigenes umzuwandeln, d.h. Stoff zielgerichtet zu individualisieren. Ein Ergebnis ist unter anderem, dass jeder von uns nicht nur einen individuellen Fingerabdruck, sondern sogar seine individuelle Eiweißstruktur besitzt! Wird diese Transformation aus einer wie auch immer gearteten psychischen oder organischen Ich-Schwäche heraus nicht richtig vollzogen, so gibt es Fehlleistungen, deren Folge Stoffwechselkrankheiten,

Vergiftungen oder Ablagerungen sind. Durch extremes Hungern oder auch schon durch Fasten – besonders aber durch Drogen – kann sich das Ich in seiner Gebundenheit an das Sonnengeflecht etwas lockern (was beim Fasten sehr wohltuend sein kann). Im Extremfall kann es sogar so weit «vagabundieren», dass als Folge daraus ein gewisses halbgeistiges «Bauchgefühl» entsteht, was man u. a. als «Bauchhellsichtigkeit» kennt. In Afrika, wenn die dortigen Heiler, die «Witch Doctors», aus den geworfenen Tierknochen wahrsagen und sich deshalb vorher in Trance versetzen, tritt gleichzeitig ein eigentümlicher Schluckauf auf, den sie so interpretieren, dass in diesem Moment ihre verstorbenen Vorfahren in das Sonnengeflecht eingreifen. Ich selbst bin in Südafrika mehrfach Zeuge eines solchen Rituals gewesen.

Diese beiden «Gehirne» – Herz und «Bauch» – sind es, die in der Nacht unsere kosmischen Wahrnehmungen ermöglichen. Durch sie erfahren wir von den geistigen Wirkungen, die sich in unserem Leib und in unserem Schicksal abspielen und die wir leider tagsüber nur noch als schwachen Nachklang empfinden können. Diese zwei Organe werden in der anthroposophischen Medizin auch als «Herzauge» bzw. «Herzohr» und als «Sonnenauge» bezeichnet.

Interessant ist, dass sich tatsächlich im Herzen ein Gebilde befindet, das exakt wie ein Ohr aussieht und deshalb auch in der Anatomie «Herzohr» genannt wird. Während das «Herzohr» in der Nacht die ganzen Planetenbewegungen wahrnimmt, die ja für unseren ätherischen Organismus die einzelnen Organe versorgen (der Saturn die Milz, der Jupiter die Leber, der Mars die Galle etc.), so kann auch ein Schicksalsverständnis für die Erdenereignisse entwickelt werden, d. h. wie Planeten und Fixsterne leibliche und seelische Ereignisse regulieren. Diese Überlegung könnte zu einer erweiterten Astrologie, einer «Astro-Sophie», führen, in der Leib, Seele und Schicksal gemeinsam angeschaut werden. Dies könnte sogar zu einem neuen Schicksalsverständnis bei Krankheiten führen. Wenn beispielsweise ein Mensch mit nur einer Niere auf die Welt kommt und man aus der anthroposophischen Medizin diese Organe als physischen Ausdruck der Venuskräfte kennt, die mit Beziehung und Liebesfähigkeiten zu tun haben, und man gleichzeitig gerade auf diesem Gebiet beim Patienten ein großes Defizit wahrnimmt, so kann einem aufgehen, was der Patient außer dem Venusmetall Kupfer noch braucht, um auch seine seelische Nierenfunktion zu verbessern.

All diese genannten kosmischen Kräfte würden uns aber nicht automatisch wieder zurück in unseren Leib und damit in unser Erdenschicksal führen, wäre da nicht eine Kraft, die sowohl unser Einschlafen als auch unser Aufwachen reguliert und aufpasst, dass wir auch wieder dahin kommen, wo die irdischen Kategorien von Geburt und Tod zu Hause sind: der Mond, unser treuer Erdtrabant. Dieses umfassendere Geschehen nehmen wir nun mit den «spirituellen Menschenaugen» (Rudolf Steiner) wahr, die unser gesamtes kosmisches und irdisches Wesen überschauen. Die «volle Pracht des Mondes», so hatte Goethe es ja schon beschrieben, muss sich entfalten, damit überhaupt der «neue Tagesblick» zustande kommen kann. Aus der anthroposophischen Medizin ist bekannt, dass gerade bei Einschlafstörungen, z. B. auch bei Vollmondphasen, diese Beziehung zu den Mondkräften durch das entsprechende Mondmetall Silber (Argentum) gebessert werden kann.

Was aber sind die Wirkungen in der Nacht auf unsere Geistseele, die wir als schwachen Nachklang am Tag bemerken können? Um zu schlafen, müssen wir ja jeden Abend die sichere Bastion unseres Leibes verlassen, der uns unser normales Daseinsgefühl, unsere Abgegrenztheit und damit das normale Ich-Gefühl garantiert. Das Herauslösen aus unserer Leiblichkeit hat zur Folge, dass wir zunächst im ersten Schlafstadium wie in einem «Weltennebel» aufgehen, was jede Nacht unbewusst zu einem Urgefühl von Angst, Verlassenheit und eines gewissen Erlebens eines «Abgrunds» führt.

Die beiden oberen Wesensglieder Ich und Seele gehen bei ihrem Weggang in eine andere Dimension über, die nicht rein räumlich, sondern dynamisch zu verstehen ist. Stellen wir uns als eine Metapher ein Haus vor, in dem vier Menschen, die vier Wesensglieder, eine spezielle Arbeit verrichten. Zwei von ihnen, nämlich physischer Leib und Lebensleib, bleiben immer im gleichen Raum verhaftet, während die anderen «mobil» sind und speziell nachts den Raum verlassen und sich anderen Tätigkeiten widmen. Sie sind dann auf einer anderen «Etage», wo sie sich über das Leben im Haus belehren lassen. Wenn sie dann gänzlich «ausziehen» und die dritte Person, die Lebenskräfte, noch mitnehmen, dann wäre das identisch mit Sterben.

Die beim Schlaf zurückgelassenen zwei Personen müssen aber in der Nacht von anderen Wesenheiten versorgt werden, welche die zwei abwesenden nicht nur komplett ersetzen, sondern auch eine höhere nächtliche Weisheit besitzen. In der Anthroposophie spricht man von den höheren Hierarchien, die in weisheitsvoller Weise in der Nacht den verlassenen Leib behüten und auch regenerieren. Dies erleben wir, wie bereits erwähnt, nicht bewusst, sondern tagsüber nur als Nachklang in den Tiefen unserer Seele. Beim Einschlafen verlieren wir buchstäblich den Boden unter den Füßen. Ein gewisses Zeitgefühl bleibt zwar zunächst noch vorhanden, aber das komplette Raumgefühl erlischt und die Seele erlebt sich wie eine «Welle in einem großen Meer».

Dieses nächtliche unbewusste Gefühlserlebnis des

Wie-Ausgelöscht-Seins und der Verlassenheit führt aber als Gegenbewegung in den Tiefen unserer Seele zu einer Sehnsucht nach Geborgenheit und Aufgehobensein im Göttlichen, ja sogar zu einem regelrechten «Gottesbedürfnis». «Ich bin von Gott und will wieder zu Gott», wie es so schön in einem Gedicht aus *Des Knaben Wunderhorn* heißt, das Gustav Mahler im vierten Satz seiner dritten Symphonie, im «Urlicht», so meisterhaft vertont hat. Wir können es auch damit vergleichen, dass, wenn uns ein geliebter Mensch verlässt, wir erst dann seine Qualität erkennen und uns nach ihm zu sehnen beginnen. Aus einer «ehernen Notwendigkeit» heraus entsteht in der Seele aus den Nachterfahrungen des Tags ein Gegenimpuls, wie wenn wir uns kalt abduschen und dadurch der Körper aufgefordert wird, Eigenwärme zu entwickeln. Aus diesem Getragenheitsgefühl urständet das, was wir morgens als «erfrischte Verfassung» kennen, wenn sie denn auftritt und wir nicht aus irgendwelchen Gründen «gerädert» aus dem Schlaf kommen. Aus diesem Erlebnis resultiert das Bedürfnis, ein in der Sinneswelt zunächst Beziehungsloses überhaupt auf ein sinnvolles, übergeordnetes Ganzes zu beziehen, ja sogar auf einen einheitlich-geistigen Weltengrund. «Warum ist denn der Mensch nicht zufrieden damit, dass er einfach die einzelnen Dinge der Welt nebeneinander ansieht während des Wachzustandes, warum ist er denn nicht zufrieden, einfach durch die Welt zu gehen und hinzunehmen Pflanzen, Tier und so weiter? … Warum fängt er an zu philosophieren, wie die Dinge zusammenhängen, warum bezieht er das Einzelne, was er sieht, auf ein Allgemeines, warum fragt er, wie das Einzelne in einem allgemeinen Kosmos begründet ist? Er würde es nicht tun, wenn er nicht während des Schlaflebens wirklich lebensvoll in ein solch Unbestimmtes hinein sich lebte. Und er würde auch nicht zu einem Gottgefühle in seinem wachen Zustande kommen, wenn er nicht die entsprechende Tatsache, dieses Gottgefühl, im ersten Stadium seines Schlafzustandes durchmachte. Wir verdanken dem Schlafe gerade für das Innere unseres Menschentums außerordentlich Bedeutsames.»[19]

Jedes religiöse Grundgefühl, tagsüber aktiv gepflegt, wirkt nun wieder auf die folgende Nacht positiv zurück und verstärkt sich sogar, sodass aus den aktiv erzeugten, spirituellen Tagesgedanken und dem folgenden unterbewussten Nachterlebnis die erfrischende Initiativkraft des Tages resultiert, wie wir es auch an der befeuernden Kraft von großen Idealen erleben, die «Berge versetzen» können.

Diese kosmischen Kräfte impulsieren leiblich gesehen auch unsere Atmung, Blutzirkulation und sogar unser gesamtes Stoffwechselgeschehen, ja unser unbewusstes und bewusstes Bewegungsleben. Denn die eigentlichen Impulsgeber von diesen sind die übersinnlich wirkenden Kräfte aus den Planeten und Fixsternen. Aus dieser

Erkenntnis resultiert auch ein großer Teil der anthroposophischen Medizin, der die entsprechenden Planeten-
metalle dem Kranken verabreicht, sodass er sich aus
der Nacht für seine Organe – gewissermaßen «aus den
Sternen» – die Heilkräfte holen kann. Rudolf Steiner hat
dies sehr präzise formuliert:

«Sehen Sie, alles dasjenige, was der Mensch in seinen
Vorstellungs- und Empfindungskräften während des Tag-
wachens als Initiativkräfte tragen kann, alles das ist Nachwirkung des Fixsternerlebnisses während der Nacht. Alles
dasjenige, was der Mensch in seinen Vorstellungs- und
Empfindungskräften tragen kann als Kombinationskräfte,
als Weisheitskräfte, als Klugheitskräfte, das ist Nachwirkung des planetarischen Erlebnisses.

Aber dasjenige, was da aus dem Kosmos vom nächtlichen Erleben hereinstrahlt in das Tagesleben, das muss
durchaus auf dem Umwege des Körpers kommen. Das
Fixsternerlebnis zuckt in unser Tagesleben herein auf
dem Umwege durch die Umwandlung der Nahrungsmittel. Unsere Nahrungsmittel würden nicht so in das Gehirn
kommen, dass sie uns befähigen würden, Initiativkräfte
zu entwickeln, wenn nicht dieser ganze Prozess ange-
feuert würde durch dasjenige, was wir nächtlich erleben
durch das Sternerlebnis. Und wir würden nicht vernünftig
denken können, wenn wir nicht in unsere Atmungszirku-
lation, in unsere Blutzirkulation während des Tages die

Nachwirkungen hereinbekämen von dem planetarischen Erleben während der Nacht.»[20]

Wir sehen daran, dass Willens- bzw. Initiativkräfte mit den Fixsternkräften und damit mit unserem Ich zu tun haben, die Planetenkräfte hingegen intendieren in unserer Seele und damit im Leib die notwendigen Bewegungskräfte. Der Mensch ist deshalb im Sinne der alten Griechen ein «anthropos», ein «nach oben Blickender».

Das nächtliche Erleben geht noch über das der Angst und des Abgrundes hinaus, indem sich der Mensch noch weiter in den kosmischen Weiten wie verliert bzw. «zerstreut», ja sich in viele Seelenglieder regelrecht «aufspaltet», sodass die zusammenhaltende Kraft unseres Alltags-Ich immer mehr «ausgeschaltet» wird. Dies ließe sich mit einer tiefen Ohnmacht vergleichen oder sogar mit einer multiplen Persönlichkeit. Es ist so, wie wenn der Geist in der «Flasche» sich aus dieser, dem Leib, herauslöst und dann nach allen Seiten verströmt. Dieses Geschehen der «Zerspaltenheit» ist aber nötig, um aus den einzelnen Sphären die differenzierten Kräfte zu holen, mit denen unsere Organe verbunden sind: die Galle mit dem Mars, das Herz mit der Sonne, die Leber mit Jupiter etc.[21] Aber auch hier entsteht aus der Nacht ein sehnsuchtsvolles Bedürfnis, in diesem desorientierten Zerspaltensein eine innere Kraft zu bekommen, die wie ein höheres wissendes Ich fungiert:

die Christuskraft, die als objektiver Faktor im Weltgeschehen unabhängig von allen Glaubensrichtungen und Bezeichnungen wirkt, als Leiter durch das Chaos, dem sich die Seele nun hingeben möchte. Aus diesem Wissen stammen auch die Gebräuche, die wir als Gebete oder religiöse Riten vor dem Schlafengehen kennen – zum Zweck eines inneren Zusammenhaltes, um sich in der Nacht nicht gänzlich zu verlieren und um wieder sicher aufzuwachen. Diese religiöse Stimmung, am Tag gepflegt, hilft der Seele in der Nacht, sich innerhalb der «kosmischen Vielfalt» nicht zu verlieren, und führt zu Stärkung und Trost während des Tages. Man kann daher mutmaßen, dass eine areligiöse bzw. atheistische Grundhaltung in Zukunft nicht nur seelische, sondern auch organische Folgen haben könnte. Die positiven Wirkungen von Vertrauen, Glauben und generell religiösen Gefühlen und Gedanken in Bezug auf die Gesundungskräfte sind in der heutigen Medizin bestens bekannt.[22]

Aus der modernen Psychoneuroimmunologie (der Wissenschaft vom Zusammenhang von Seele und Immunsystem) weiß man, wie beispielsweise Angst auf die Abwehrkräfte negativ einwirkt, besonders dann, wenn wir mit diesen negativen Gefühlen in den Schlaf gehen. Schon Paracelsus nannte Angst eine «Schwäche des Ich».

Wird aber unser geistiges Wesen, unser Ich, nicht gepflegt, indem der Mensch nichts Spirituelles aufnimmt bzw. aus sich heraus entwickelt, so muss seine organische und psychische Haltekraft abnehmen. Es entsteht das, was die heutige Psychologie die «Fragmentierung des Ich» nennt, indem die Geschlossenheit des Charakters abnimmt, Denken, Fühlen und Wollen sich immer mehr voneinander trennen, eine ungeheure Diskrepanz zwischen intellektueller Entwicklung und Moral entsteht und kein gesunder Bezug mehr zur Leiblichkeit auftritt. Rudolf Steiner hat auf diese Folgeerscheinung des Areligiösen schon recht früh aufmerksam gemacht: «Aber indem die irreligiösen Zeiten immer weitergehen, werden sie eine bedeutungsvolle Folge haben: Die Menschen werden sich aus ihren Schlafzuständen die Nachwirkungen dieses Gespaltenseins der Seele hinübertragen in das Tagesleben, und das wird namentlich dazu beitragen, dass der Mensch während des Tageslebens in seinem Organismus nicht die zusammenhaltenden Kräfte haben wird, um die Wirkung der Nahrungsmittel in der richtigen Weise in seinem Organismus zu verteilen. Und die Folge der Irreligiosität wird im Laufe von gar nicht so fernen Zukunftszeiten sich in bedeutungsvollen Krankheiten der Menschen ausleben.»[23]

Weltenangst und Gottessehnsucht, Zerspaltensein und ein inneres Verhältnis zu dem Christusereignis sind notwendige Bedingungen, denen der Mensch als irdisch-kosmisches Wesen unterliegt. Angst ist ja «angina», die Enge, die mit Zusammenziehen und seelischer Haltsuche zu tun hat. Sie sitzt uns deshalb regelrecht «in den Knochen». Sie ist also wie eine Voraussetzung zu verstehen, die göttliche Haltekraft und den geistigen Boden zu finden. Die Zerstreutheit hingegen ist maximale Hingabe an ein Äußeres, die wiederum Voraussetzung dafür ist, sich dem «Leiter der Seelen» anzuvertrauen. Das Gefühl der früheren Menschheit, in Liebe zu einem göttlichen Wesen gewissermaßen zu «verströmen», mag damit zusammenhängen.

Zusammengefasst bedeutet das bisher Ausgeführte: Angst, Stehen am Abgrund und Gespaltenheit sind notwendige Erlebnisse der Seele, wenn sie die Welt des Schlafes betritt, die sich aber durch ein aktives religiöses Empfinden und Tun tagsüber in positive Seelenkräfte verwandeln können.

Dies scheint überhaupt eines der Grundgesetze des Lebens zu sein, dass das, was wir zunächst als negativ oder sogar als «böse» einschätzen, innere Energien aufruft, die Positives zur Entwicklung bringen. Es ist aber vom Menschen selbst abhängig und passiert nicht automatisch. Die Frage wäre an dieser Stelle, ob das, was jenseits der Bewusstseinsschwelle passiert, heute immer mehr aus den Seelenabgründen auftaucht und in unserem Tagesbewusstsein bemerkbar wird. Wie also steht es mit den Wellen der Angst, des Abgrundgefühls und auch der Seelenverwirrung des modernen Menschen, die aus irdischen Ereignissen allein nicht erklärbar sind? Wie ist diese schon erwähnte Diskrepanz zwischen irdischem Verstand und moralisch-ethischen Defiziten zu verstehen? Merken wir nicht immer mehr, wie lebensfeindlich unser Denken wird? Aber ähnlich wie der Evangelist Matthäus schreibt (im 24. Kapitel der sogenannten «kleinen Apokalypse»), dass vor den Geburtswehen einer neuen Welt große Erschütterungen wie «Zerstörung, Kriegsgeschrei, Hungersnöte und Erdbeben» kommen müssen, damit das Alte endlich verschwindet, so ist dies auch beim sogenannten «Schwellenübertritt» in der Menschheit, wo sich eine neue Geistigkeit erst einmal in inneren und äußeren Katastrophen zeigt.

«Die Zeit ist da, wo die Menschheit schwer geprüft wird. Warum wird die Menschheit so schwer geprüft? ...

Ziemlich gedankenlos und schläfrig lebt eigentlich der größte Teil der Menschheit heute mit dem gewöhnlichen Bewusstsein dahin. Aber während wir im Kopfe das gewöhnliche Bewusstsein haben, schreitet unser tieferes Bewusstsein, welches das Herz ergreift, gerade eben historisch für die moderne Zivilisation durch die Schwelle zur geistigen Welt durch.

Oben im Kopfe leben die Menschen mit alledem, was sie heute miteinander reden, namentlich mit alledem, was sie sich über die öffentlichen Verhältnisse vorlügen, und unten geht die ganze Menschheit – ohne dass sie es ahnt, wie wenn einer auf dem Vulkan ginge – durch die Schwelle durch. Und jenseits muss der Mensch entweder verderben – oder er muss vorrücken mit gutem Willen (!) zu einer Erkenntnis der übersinnlichen Welt.»[24]

Surrogate wie Dogmen, Drogen, Systeme und Programme als «Heilmittel» für diese Art von neuen, aber teilweise im Unbewussten ablaufenden Erfahrungen stehen genug zur Verfügung, um die Menschen in ihrer Sehnsucht nach Geistigem erst einmal ruhigzustellen. Die Menschen greifen in ihrer Seelennot oft dazu und merken nicht, dass sie zwar wie Nachtfalter das richtige Licht suchen, aber im falschen verbrennen, weil sie ihre Urteilsfähigkeit immer mehr eingebüßt haben.

Im letzten Kapitel dieses Buches möchte ich noch etwas von dem darzustellen versuchen, wie man sich eine praktizierbare Annäherung an die in der Nacht wirkende geistige Welt erringen kann.

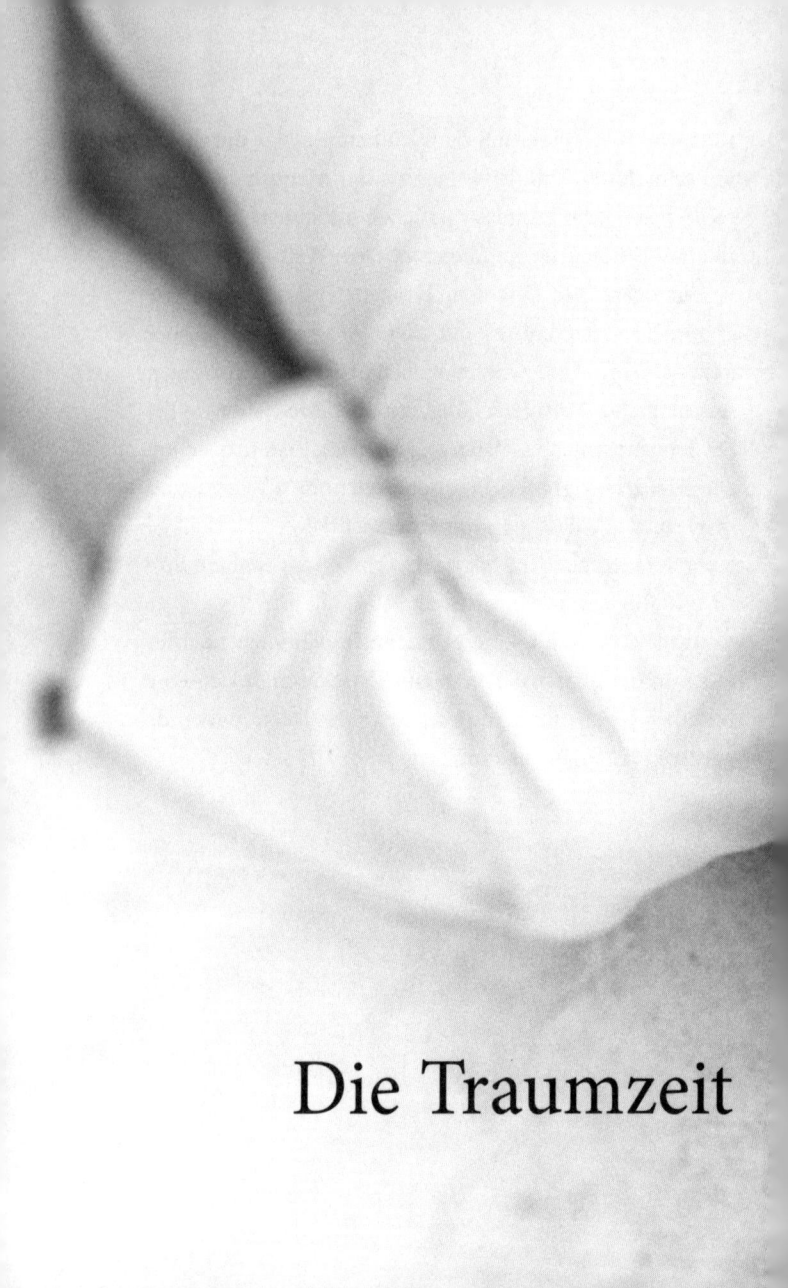

Die Traumzeit

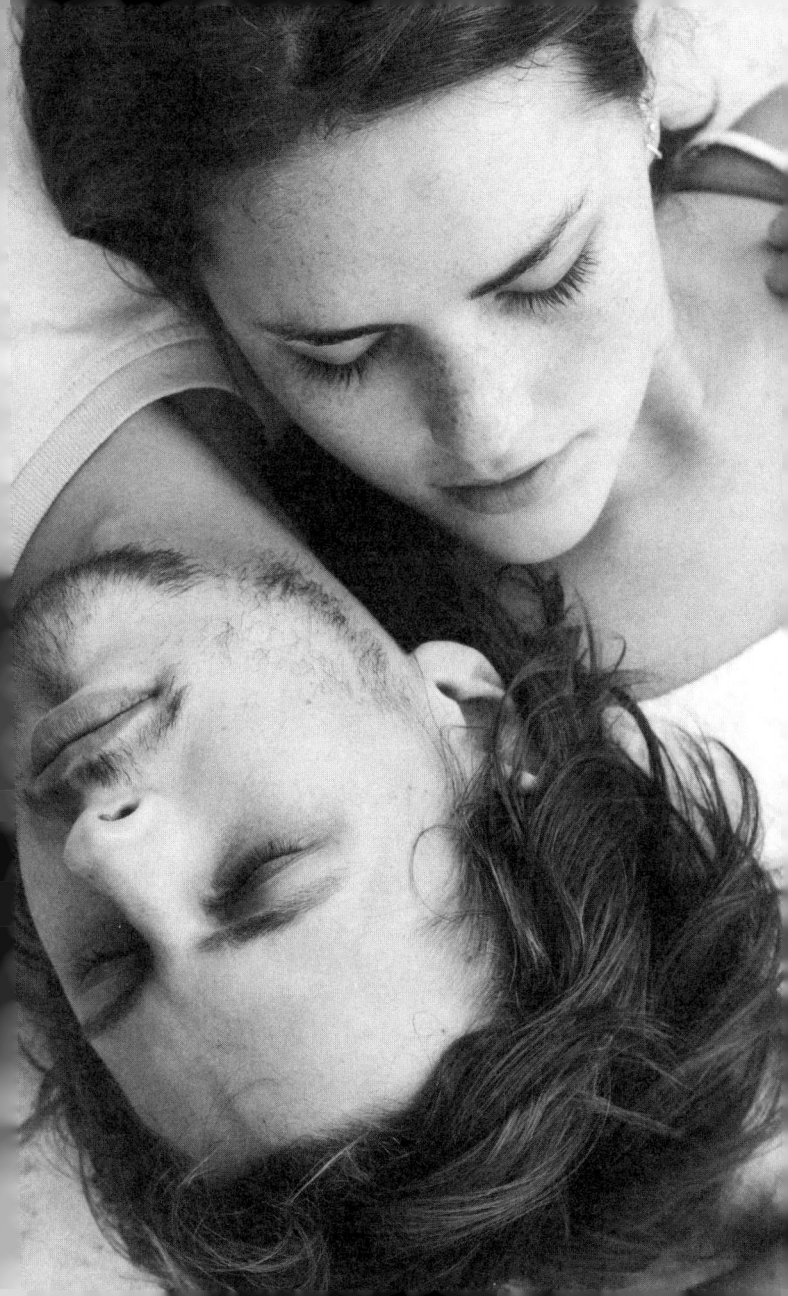

«*Nicht auf den Inhalt der Träume komme es an, sondern auf die Art, wie sie aufgebaut sind, auf die innere Dramatik des Traumgeschehens. Ein und dasselbe Grundmotiv kann Dutzende von verschiedenen Bilderfolgen zu seiner Einkleidung gebrauchen. Erfasst man dieses Grundmotiv, so kann es einen in intimer Art auf Aufgaben hinweisen, die man an sich selbst oder in seiner Umgebung zu erfüllen hat. Es kann einen in unaufdringlicher Weise beraten.*»

Herbert Hahn[25]

Seit Tausenden von Jahren – im alten Babylon über Ägypten, Griechenland, Rom, dem Mittelalter bis in die neuere Zeit hinein – hat sich die Menschheit mit dem Faszinosum der Träume auseinandergesetzt und versucht, ihnen einen tieferen Sinn abzugewinnen bzw. sie sogar als Botschaften aus einer anderen Welt zu verstehen. Traumdeuter und Wahrsager waren in allen Völkern – und sind es zum Teil auch heute noch – eine angesehene Berufsgruppe, die den ausgesprochen prophetischen Charakter der Träume zu entschlüsseln versuchten. Der römische Staatsmann Cicero hat in seinem Traumbuch einen der berühmtesten prophetischen Träume erzählt, der in der damaligen Welt über viele Jahrhunderte ungeheures Aufsehen und einen tiefen Eindruck auf viele Menschen gemacht hat:

Der Dichter Simonides, der einst den Leichnam eines ihm Unbekannten am Straßenrand liegen sah und für ihn eine anständige Bestattung besorgen ließ, wurde während der Planung zu einer Schiffsreise von dem dankbaren Toten im Traum gewarnt, diese nicht anzutreten, da das Schiff untergehen würde. Er fuhr deshalb nicht mit, und alle, die doch die Reise antraten, kamen dabei um.

Was früher mehr in den Händen und den Fähigkeiten von kundigen Priestern oder bestimmten eingeweihten Personen lag, nämlich Traumbilder auf den sie veranlassenden real-geistigen Hintergrund zu beziehen, haben heute höchstens bestimmte psychologische bzw. psychoanalytische Schulen mit ihren eigenen Methoden und Interpretationstheorien zur Diagnostik von Seelenstörungen im Repertoire.

Im Gegensatz zum logischen Tagesleben erweisen sich aber in der heutigen Zeit die gewöhnlichen Träume, von wenigen Ausnahmen abgesehen, als unlogisch, verworren und chaotisch. Trotzdem kann man sagen, dass das Traumbewusstsein als eine der Seele immanente Schöpferkraft ein chaotisches Gegenbild einer exakten Fantasie und geistiger Wahrnehmungen (Imaginationen) darstellt. Vom Traum Jakobs von der «Himmelsleiter» im Alten Testament, wo der Gott der Väter an der obersten Sprosse steht, ihm seine Zukunft verheißt und Engel auf- und niedersteigen, und dem populären «Träume sind Schäume» klafft über die Jahrhunderte hinweg ein tiefer Abgrund.

Man kann mit Fug und Recht sagen, dass nach Jahrtausenden von Deutungen sogenannter «Wahrträume», die zum Teil Menschheitsschicksal bestimmt haben und im Lauf der Zeit immer mehr in sehr fragwürdige Traumdeutungsmethoden abgeglitten sind, erst Ende des 19. Jahrhunderts ein klares Bewusstsein davon auftauchte, Träume in ihrer tieferen Bedeutung wieder ernst zu nehmen und sie wissenschaftlich zu erforschen. Sigmund Freud, der Vater der Psychoanalyse, veröffentlichte 1899 sein Buch *Die Traumdeutung*, das zweifellos sein Hauptwerk darstellt und von dem er selbst in einem seiner Vorworte schrieb: «Einsichten, wie die vorliegenden, werden einem vom Schicksal nur einmal gegeben.»[26]

Obwohl manches an altägyptische Methoden erinnert, Träume für das Verständnis des Alltags zu deuten und zu nutzen, so muss man sich doch den gewaltigen Unterschied klarmachen, der sich über die Jahrtausende in der Traumdeutung entwickelt hat. Zum ägyptischen Pharao konnte damals nur ein «genialer» Träumer erhoben werden. Der Unterschied nämlich zwischen einem «genialen» und einem «trivialen» Traum war der, dass der Pharao für seine Träume durch seine geistige Entwicklung mitverantwortlich war, indem sie nicht ein bloßer Abklatsch des trivialen Lebens waren, sondern mit der geistigen Welt in Übereinstimmung – also «wahr» – sein mussten! Nicht logische Kombinationen machten die Traumdeutung aus, sondern real erlebte, geistige Schöpferkraft in Übereinstimmung mit den kosmischen Tatsachen, die sich im Traumgeschehen offenbaren konnten.

Diese Genialität machte den Pharao zum Übermenschen bzw. zum «genialen Träumer», der zu diesem Zweck in bestimmten Räumen ausgebildet wurde. So kann man auch verstehen, dass die ägyptischen Bauwerke (Pyramiden, Tempel, Sphinx etc.) zu Stein gewordene «Träume» von den nachts real erlebten kosmischen Gesetzen des menschlichen Leibes waren. Nicht umsonst sprach man auch über lange Jahrhunderte hindurch vom physischen Leib als «Tempel der Götter».

Ganz andere Dimensionen tun sich auf, wenn wir Freuds *Traumdeutung* aufschlagen und seine Interpretationen verschiedenster Träume und ihrer Symbole studieren, die er meist sexuell interpretiert hat, wobei dies seine Lebensleistung in keiner Weise schmälern soll. Nehmen wir als Beispiel den Traum einer jungen Frau mit Agoraphobie (Angst vor weiten Plätzen):

«Ihr träumte einst, dass sie im Sommer auf einer Straße spazieren ging, einen Strohhut mit eigentümlicher Form trug, dessen Mittelstück nach oben aufgebogen war und dessen Seitenteile nach abwärts hingen, wobei der eine tiefer hing als der andere. Ihre Stimmung war heiter und gelassen, und als sie an einem Trupp junger Offiziere vorbeigeht, dachte sie sich: Ihr könnt mir alle nichts anhaben.»

Freuds Interpretation hört sich folgendermaßen an:

«Da sie zu dem Hut im Traume keinen Einfall produzieren kann, sage ich ihr: Der Hut ist wohl ein männliches Genitale mit seinem emporgerichteten Mittelstück und den beiden herabhängenden Seitenteilen. Dass der Hut ein Mann sein soll, ist vielleicht sonderbar, aber man sagt ja auch: ‹Unter die Haube kommen!› Absichtlich enthalte ich der Deutung jenes Details über das ungleiche Herabhängen der beiden Seitenteile, obwohl gerade solche

Einzelheiten in ihrer Determinierung der Deutung den Weg weisen müssen. Ich setze fort: Wenn sie also einen Mann mit so prächtigem Genitale hat, braucht sie sich vor den Offizieren nicht zu fürchten, d. h. nichts von ihnen zu wünschen, da sie sonst wesentlich durch ihre Versuchungsfantasien vom Gehen ohne Schutz und Begleitung abgehalten wird ...»[27]

Freud beschreibt nun, dass nicht jeder Traum zur Deutung gebracht werden kann und man nicht vergessen sollte, dass man «bei der Deutungsarbeit die psychischen Mächte gegen sich hat, welche die Entstellung des Traumes verschulden».[28]

Die Auffassung dieses Denkens ist es, mit rein naturwissenschaftlich-analytischen Begriffen in das Reich des Unterbewussten, das «Reich der Mütter» – so nennt Goethe die geistig-schöpferischen Urkräfte der Welt im ersten Teil seines *Faust* –, einzudringen, um so das unterbewusste Gebiet von «verdrängten Seelenprovinzen» zu entdecken, die sich u. a. als unerfüllte, unterdrückte Wünsche in sexuellen Traumsymbolen äußern können. Freud kam es weniger auf die «manifesten Trauminhalte» an, also die Bilder, an die wir uns morgens erinnern, sondern auf die «latenten Traumgedanken» als die eigentlichen psychischen Kräfte, die hinter den erinnerten Bildern stehen. Diese Traumgedanken, da sie selbst nur ein «entstellter Ersatz», eine täuschende Maske für die eigentlich zugrunde liegende Problematik darstellen, müsste man richtig lesen lernen, um eine neurotische oder psychotische Symptomatik zu verstehen. Bei aller Kritik, die Freuds Mitstreiter der früheren Jahre, C. G. Jung, später an ihm übte, so bezeichnete er doch in einem 1939 erschienenen Nachruf auf Freud das Werk *Traum-deutung* als «epochemachend und wohl als den kühnsten Versuch, der je gemacht wurde, auf dem scheinbar festen Boden der Empirie die Rätsel der unbewussten Psyche zu meistern … Für uns junge Psychiater war es eine Quelle der Erleuchtung.»[29]

Ob sich die Situation heute wesentlich gebessert hat, sei dahingestellt. Obwohl man ja mit den modernen, bild-gebenden Verfahren das Gehirn im Schlaf und beim Träu-men untersuchen kann, so kann man dennoch nicht in die Seele eines Schläfers schauen. Der einseitige Freudia-nismus, der zuvor etwas angedeutet wurde, ist heute zwar größtenteils überwunden, doch die Aussagen führender Schlafforscher konnten das Traumgeheimnis auch nicht lüften. Was bedeutet es wirklich, wenn der Traum als «Hüter des Schlafs» bezeichnet wird, oder auf die Frage: «Was ist eigentlich ein Traum?» die Antwort kommt: «Es ist ein psychotischer geistiger Zustand, der während des Schlafs auftritt – eine komplexe halluzinatorische Erzäh-lung mit wahnhaften Merkmalen.»?[30]

Was die Psychoanalyse als sogenannten «manifesten

Trauminhalt», nämlich als ein erinnerbares Traumbild bezeichnet, dem immer ein «latenter Traumgedanke» als das eigentliche psychoenergetische «Panorama» zugrunde liegt, das erst die Inhalte des Traumes bildet, wird in der anthroposophisch orientierten Geisteswissenschaft als das erinnerbare Traumbild mit einer darin wirkenden geistigen Dynamik unterschieden.

Rudolf Steiner hat in seinen Untersuchungen über die übersinnliche Natur des Menschen recht viel über das Wesen der Träume als dem Zwischenreich von Wachen und Schlafen gesprochen und sie – ähnlich wie einst der griechische Philosoph Aristoteles – in ihren verschiedenen Kategorien unterschieden. Ihr Ursprung, falls er nicht rein leiblicher oder alltäglicher Natur ist und somit eine Art «seelischer Verdauung» darstellt, urständet in einer real geistigen Sphäre, wo die Urbilder für das physische und seelische Wirken auf Erden zu Hause sind. Man könnte verkürzt sagen: Die Geistseele des Menschen, die sich jede Nacht aus der physischen und vitalen Leiblichkeit herauslöst, macht außerleiblich Erfahrungen, die erst wieder beim Herannahen an die Leiblichkeit durch bestimmte Träume bewusst werden.

In der Tiefschlafphase wird zwar auch und viel realer «geträumt», dies kommt uns aber gewöhnlich nicht ins Bewusstsein. Erst in den sogenannten Annäherungsphasen an unsere Leiblichkeit (in der Schlafforschung als

97

REM-Phasen bezeichnet) stellt der ätherische Vitalleib den «Spiegel» dar, der uns das nächtliche Geschehen durch Traumbilder bewusst macht, was wir besonders beim Loslösen und Wiederkommen, also Einschlafen und Aufwachen, bemerken.

Da aber vor dem eigentlichen Aufwachen noch die rein physischen Strukturen des irdischen Leibes fehlen, die erst durch die Gehirnstrukturen die Logik des Tages ermöglichen, und wir erst einmal in den ätherischen Bereich unserer Leiblichkeit untertauchen, in dem u. a. alle Bilder sitzen, die wir jemals im Leben und auch zuvor schon aufgenommen haben, so ist es kein Wunder, dass den meisten Träumen die logische Struktur fehlt und sie sich nach dem Erwachen wie in Luft auflösen!

Insofern trifft sich im Traum eine real erlebte leiblich-seelische bzw. geistige Erfahrung (Dynamik) mit dem Chaos willkürlich erzeugter Bilder und wandelt dieses Geschehen in Symbole um. Aus dieser Überlegung wird deutlich, dass Symbole allein nicht geeignet sind, um etwas von den wirklichen Schlafereignissen zu verstehen. Das eigentliche Traumgeschehen wird von den Nachbildern des Tages verdunkelt – es sei denn, der Mensch erwirbt sich Fähigkeiten, mit «seelischen Augen und Ohren» und denkerischem Bewusstsein in der Nacht wahrnehmen zu können!

Haben wir es im Leib mit veränderten (z. B. krankhaften), rein physiologisch-organischen Zuständen zu

tun, so erleben wir diese in Form von symbolischen Bild-
ereignissen, wie beispielsweise Fieber als ein brennendes
Haus, Zahnschmerzen als einen kaputten Lattenzaun, in
dem wir hängen bleiben, einen stechenden Kopfschmerz
als einen Friedhof mit einem Spinnennetz überzogen, in
das wir hineingeraten und dessen Spinne uns dann sticht,
Darmkrämpfe als Schlangen oder eine schlagende Uhr als
marschierende Soldaten etc.

Die Seele hat zunächst keine andere Möglichkeit, als
reale, in den nicht sichtbaren Funktionen der Organe ablaufende Ereignisse in bekannte Bilder der physischen Sinneswelt zu kleiden, wie wir es ja auch in der Mythologie
und bei Märchen kennen, die seelisch-geistige Tatsachen
in physischen Symbolen bzw. Bildern ausdrücken, die dadurch viel lebensnaher als abstrakte Begriffe sind. Wir
könnten sie auch «organische Imaginationen» nennen,
die aus unserem Bildekräfteleib (Ätherleib), den vitalen
Kräften, die unseren Organen zugrunde liegen, stammen.
Diese «Mitteilungen» bedienen sich manchmal aber auch
anderer willkürlicher Bilderfolgen.

Dass im Traum die Zeit aufgehoben ist, kennt ein jeder
von uns, wenn sich durch ein sekundenschnelles Ereignis
im Zimmer – wie beispielsweise durch ein herabfallendes
Buch – ein ganzes, zusammenhängendes Traumgeschehen bildet. Zur Verdeutlichung schildere ich ein Beispiel
aus der psychologischen Literatur: «Er (Maury) war lei-

dend und lag in seinem Zimmer zu Bett; seine Mutter saß neben ihm. Er träumte nun von der Schreckensherrschaft zur Zeit der Revolution, machte gräuliche Mordszenen mit und wurde dann endlich selbst vor den Gerichtshof zitiert. Dort sah er Robespierre, Marat, Fourquier-Tinville und alle die traurigen Helden jener grässlichen Epoche, stand ihnen Rede, wurde nach allerlei Zwischenfällen, die sich in seiner Erinnerung nicht fixierten, verurteilt und dann von einer unübersehbaren Menge begleitet auf den Richtplatz geführt. Er steigt aufs Schafott, der Scharfrichter bindet ihn aufs Brett; es kippt um; das Messer der Guillotine fällt herab; er fühlt, wie sein Haupt vom Rumpfe getrennt wird, wacht in der entsetzlichen Angst auf – und findet, dass der Bettaufsatz herabgefallen war und seine Halswirbel, wirklich ähnlich wie das Messer einer Guillotine, getroffen hatte.»[31]

Wegen dieses rein symbolischen Bildergeschehens, das jeglicher Tageslogik entbehrt, hat Steiner empfohlen, nicht die auftretenden (willkürlichen) Bilder zu interpretieren, sondern die Dynamik, die hinter solchen Bildern steht, zu erfassen. So ist es beispielsweise egal, ob man im Traum immer vergeblich versucht, einen Berg zu besteigen, von dem man wieder und wieder herunterrutscht, eine verschlossene Tür, hinter der man etwas vermutet, nicht aufbekommt oder sich im Wald ein fauchender Tiger in den Weg stellt, wenn man ihn durchqueren möchte. Die

Dynamik hinter diesen unterschiedlichen Bildern ist die, dass sich einem etwas von außen als Hindernis entgegenstellt, um eine Willenshandlung unmöglich zu machen! Ähnlich wird ja im Theater oder im Kino eine gefährliche Situation durch eine bestimmte Musik, durch Symbole wie Schwert oder Beil oder wilde Tiere dargestellt. Die zugrunde liegende Dynamik ist die herannahende Gefahr.

Insofern sind die Traumbilder willkürliche «Masken», die durch den dynamischen Handlungsverlauf erst ihre eigentliche «Logik» zeigen. Als Symbole besitzen sie nur eine beschränkte Realität – wenn nicht sogar gar keine! Nicht alle Bilder, die beispielsweise durch Rückführungsversuche in ein vorhergehendes Erdenleben auftauchen und wo während der Prozedur ein Fremder in der Wüste auftaucht, um einem den Schädel zu spalten, deuten darauf hin, dass man tatsächlich im letzten Erdenleben in einer Wüstenregion war. Noch weniger lässt der geträumte Säbelhieb in diesem Leben eine vorherrschende Migräne erklären. Es können durchaus die Bilder eines Kinofilms wie *Lawrence von Arabien* oder eines Buches von Karl May sein, die man vor Jahrzehnten gesehen bzw. gelesen hat und die jetzt wieder durch den seelischen Lockerungszustand an der Oberfläche des Bewusstseins auftauchen …

Vieles nämlich von dem, was wir tagsüber unbewusst aufnehmen, erscheint als eine Art «Traummüll», den ein weisheitsvoller seelischer «Verdauungsprozess» durch die nächtlichen Träume als unbrauchbar ausscheidet. Da wir aber nur im Denken tagsüber richtig wachen und im Fühlen und Wollen träumen bzw. schlafen, werden uns die zarten Traumbilder, Stimmungen und Ahnungen, die auch tagsüber in unserer Seele auftauchen, nicht bewusst, da wir ja von außen durch die mannigfaltigen Sinneseindrücke überwältigt bzw. betäubt werden. Ähnlich wie wir die Sterne, die auch tagsüber leuchten, wegen des Tageslichts nicht wahrnehmen können. Hierfür müssen wir – genauso wie bei den Träumen – erst einmal die Nacht abwarten!

Versucht man, wie es schon der antike Philosoph Aristoteles versucht hat, die Träume in ihrer Qualität gemäß der sinnlich-physischen, vitalen, seelischen und geistigen Organisation ein wenig zu ordnen, so kommt man gewöhnlich zu fünf Erfahrungsebenen, die gut nachzuvollziehen sind:

Symbolische Träume: Die Träume, die sich durch äußere Reize in symbolischen Bildern äußern und zur Veranlassung eines ganzen Traumdramas führen können, wie es schon zuvor etwas in den Hindernisbeispielen ausgeführt wurde. In diesem Geschehen wird die Zeit zum Raum mit seinen vielen Bilderfolgen, die sich in Bruchteilen von Sekunden abspielen.

Organisch bedingte Träume: Diese sich in symbolische Bilder kleidenden Träume können etwas über das Wesen einer Krankheit bzw. der mangelnden Vitalität des betreffenden Organs aussagen. Wird im Traum beispielsweise ein ziehender Kopfschmerz in Bilder gekleidet, so kann tatsächlich – wie ich es einmal persönlich erlebt habe – das Symbol eines Friedhofs mit Spinne und Spinnennetz auftauchen. Der Friedhof ist das symbolische Bild von Leichen, die wir als Gedankenleichen, als Vorstellungen im Kopf immer mit uns herumtragen. Die Spinne als ein Nerventier, das über die Welt ihr wunderbar konstruiertes Netz spannt, um lebendige Wesen einzufangen, sie darin einzuwickeln, ihnen das Leben auszusaugen und sie somit zu mumifizieren. Die gleiche Tätigkeit vollziehen wir auch mit unserem vorstellenden Denken. Die lebendigen Sinneseindrücke werden erst einmal eingefangen, zu toten Vorstellungen gemacht und dann als Erinnerungsmumien im Unterbewusstsein «aufgebahrt». Man kennt dieses Geschehen auch, wenn Organe wie das Gehirn bei Kokain- oder Alkoholmissbrauch zerfallen. Man erlebt dann «real» in Form von Spinnen oder weißen Mäusen die innere Struktur, das sogenannte Körperschema des betreffenden Organs in symbolischen Bildern, in diesem Fall als aus dem betreffenden Organ stammende Halluzinationen.

Subjektive Träume: Dies sind Träume, die in unserer Seele entstehen, indem bewusst oder unbewusst Tagesereignisse aufgenommen werden, die sich dann nachts allerlei unlogischer bzw. chaotischer Bilder bedienen. Ich denke, die meisten Träume hängen damit zusammen und verlangen der Seele ein Höchstmaß an Energie ab, um sich nachts zu reinigen, besonders wenn wir an die massive Aufnahme von künstlichen Bildern – z. B. vor dem Schlafengehen in Form des Fernsehens – denken!

Gewissensträume: Die in Bildern auftretenden moralischen Folgen unseres täglichen Denkens und Handelns, die uns in der Nacht als Gewissen entgegentreten und sich nun bestimmter Traumsymbole bedienen, um uns gewissermaßen die «nackte Wahrheit» unseres Verhaltens zu spiegeln. Denn was in der Sinneswelt die Naturgesetze sind, das sind in der Schlafeswelt die moralischen Gesetze. So ist es durchaus möglich, dass man sich bei Tag gut hinter Äußerlichkeiten und Konventionen geschickt maskiert hat. Man verbirgt dadurch gleichzeitig seine wahren antipathischen Gefühle und Absichten und «lügt» somit in der Begegnung den anderen regelrecht an. In der Nacht kann sich nun, da Denken, Fühlen und Wollen keine Einheit mehr bilden und das seelische Element sich nicht mehr maskieren kann, das moralische Gewissen als Traum so darstellen, dass man, äußerlich ausgelöst von der herunterrutschenden Bettdecke, träumend ein Gefühl des Unbekleidetseins bekommt. Bedingt durch das nun eintretende Schamgefühl wegen der verlogenen Gefühle am Tag, erlebt man sich nackt unter Menschen und möchte deswegen in Scham versinken. Dieses nächtliche Schämen ist aber das Resultat der schonungslosen seelischen Entblößung in der nächtlichen Sphäre und hat nichts im psychoanalytischen Sinne mit einer unausgelebten Sexualität zu tun.

Visionäre Träume: Diese sind zukunftsweisende, sogenannte «prophetische Träume», in denen Lebensereignisse vorweggenommen werden bzw. auf zukünftige Lebensaufgaben hingewiesen wird. Wir können diese Art von Träumen, die sich manchmal tagsüber als Ahnungen zeigen, während der Nacht öfter haben, ohne dass sie uns bewusst werden. Sie beeinflussen uns aber in unserem Verhalten am Tag in subtiler Weise. Es ist ein großes Schicksalsgeschenk, sich an diese Art von Träumen erinnern zu können. Sie entstammen nämlich einer objektiven geistigen Sphäre jenseits unseres persönlichen Unterbewusstseins, die aber trotzdem durch die in unserem Ätherleib gespeicherten Bilder vergegenständlicht werden. Die Stimmung in diesen Träumen ist eine komplett andere als in den anderen Träumen, und sie prägen sich oft als Stimmen- oder Bildererlebnis beim Aufwachen so ein, dass man sie nimmermehr vergisst. Sie können tatsächlich etwas von den Aufgaben künden, die sich der Mensch im Vorgeburtlichen vorgenommen hat. Es können aber auch banale prophetische Träume sein, die uns weisheitsvoll aufzeigen, wie eng wir mit den uns umgebenden Dingen verwoben sind.

Ähnlich, wie die zwei «spätägyptischen Traumdeuter» Freud und Jung sich permanent ihre Träume erzählt und analysiert haben, so haben sich auch Goethe und sein Sekretär Eckermann immer wieder von ihren Träumen berichtet. So erzählte Eckermann einmal Goethe einen banal prophetischen Traum von einem seiner entflohenen zahmen Vögel, den er im Traum auf dem Dach des Nachbarhauses entdeckte und mit Futter in der Hand wieder herbeilocken und somit einfangen konnte. Nachdem er aufgewacht war, begab er sich sofort zu dem im Traum gesehenen Haus, und siehe da, der Vogel saß, wie prophezeit, dort auf dem Dach und konnte von ihm mit Futter wieder eingefangen werden. Goethes Kommentar dazu war, dass diese merkwürdigen Ereignisse in der Natur unserer Seele selbst liegen, zu denen uns aber noch der Schlüssel fehle. «Wir wandeln alle in Geheimnissen. Wir sind von einer Atmosphäre umgeben, von der wir noch gar nicht wissen, was sich alles in ihr regt und wie es mit unserem Geiste in Verbindung steht. So viel ist wohl gewiss, dass in besonderen Zuständen die Fühlfäden unserer Seele über ihre körperlichen Grenzen hinausreichen können und ihr ein Vorgefühl, ja auch ein wirklicher Blick in die nächste Zukunft gestattet ist.»[32]

Ich selbst hörte einmal von einem sehr engen Freund, dass er in einer wichtigen Entscheidungsphase seines Lebens folgenden Traum hatte:

Er saß mit einigen guten Freunden zu Tisch, die ihn neckten und hänselten, weil er auf ihre dringliche Frage, was er denn in Zukunft machen wolle, nicht antworten konnte. Plötzlich stand er auf, nahm eine Kaffeetasse und zerbröselte sie in seiner Hand und formte, unsichtbar für die anderen, ein Ei daraus, das er dann als Antwort auf ihre Frage auf den Tisch legte. Er wachte mit dem nachhaltigen Gefühl auf, dass er unbedingt Altes zerbrechen müsse, um daraus ein Neues, Keimhaftes zu gestalten ... Er übernahm tatsächlich kurz danach eine komplett andere Lebensaufgabe.

Dieses «Numismatische», d.h. Geheimnisvolle des Traumes und seiner Interpretation, ist auch Gegenstand heftigster Auseinandersetzungen zwischen Freud und Jung gewesen. Nicht, dass Freud etwa die Realität von Träumen je bezweifelt hätte, aber er ist letztlich nicht über die bloße Anerkennung einer unbewusst wirkenden Triebwelt hinausgekommen und hat alle Zugänge der Seele zu ihren geistigen Bereichen strikt abgelehnt. In diesem Zusammenhang wäre zu fragen, ob es neben der seelisch verursachten Triebverdrängung nicht auch eine Art «Geistverdrängung» oder «Erkenntnisverdrängung» gibt, die vielleicht eine noch viel größere Not in Menschen hervorruft!? Freud jedenfalls wollte unbedingt diesem geistigen «Regenbogen» (Rudolf Steiner) in uns den Riegel vorschieben. Jung vermerkte in seinen Lebenserinnerungen, dass ihm Freuds Einstellung zum «Geist» in höchstem Maße fragwürdig war. Sogar die Kultur erschien Freud in hohem Maßstab nur als «morbides Ergebnis verdrängter Sexualität» (sogenannte «Psychosexualität»). 1910 kommt es zu einem entscheidenden Gespräch zwischen Freud und Jung:

«‹Mein lieber Jung, versprechen Sie mir, nie die Sexualtheorie aufzugeben. Das ist das Allerwesentlichste. Sehen Sie, wir müssen daraus ein Dogma machen, ein unerschütterliches Bollwerk.› Das sagte er zu mir voll Leidenschaft und in einem Ton, als sagte ein Vater: ‹Und versprich mir eines, mein lieber Sohn: Geh jeden Sonntag in die Kirche!› Etwas erstaunt fragte ich ihn: ‹Ein Bollwerk – wogegen?› Worauf er antwortete: ‹Gegen die schwarze Schlammflut –›, hier zögerte er einen Moment, um beizufügen: ‹des Okkultismus›.

Zunächst war es das ‹Bollwerk› und das ‹Dogma›, was mich erschreckte; denn ein Dogma, d. h. ein indiskutables Bekenntnis, stellt man ja nur dort auf, wo man Zweifel ein für alle Mal unterdrücken will. Das hat aber mit wissenschaftlichem Urteil nichts mehr zu tun, sondern nur noch mit persönlichem Machttrieb.»[33]

Freud verstand nach Jungs Schilderung unter «Okkultismus» alles das, was mit Philosophie, Religion und Parapsychologie zu tun hat. Doch all diese Erkenntnisse brauchen wir, um die Tiefendimension des Traumes richtig verstehen zu können! Trotzdem schien es Jung, dass aus dem Unterbewussten bei Freud «religiöse Faktoren» zum Vorschein kamen, die er als «Glaubensartikel» an den Mann bringen wollte. In diesem Zusammenhang wäre es einmal sehr interessant zu untersuchen, warum Freud zweimal in Gegenwart von Jung ohnmächtig wurde: einmal, als er auf einer Schiffsreise nach Amerika in Bremen eine Moorleiche sah, die ja auf natürliche Weise einbalsamiert war, und ein anderes Mal, als es um die problematische Beziehung des jungen ägyptischen Herrschers Echnaton, Amenophis IV., in der Vergangenheit zu dessen Vater ging. Dieser Sohn hatte die Namen seiner leiblichen oder göttlichen Vorfahren durch seinen eigenen ersetzt und die alten Säulen zerschlagen lassen. Diese ägyptische Nuance in der Biografie Freuds, nämlich die Traumdeutung, Einbalsamierung, der Totenkult und auch die problematische Vater-Sohn-Beziehung im alten Ägypten, ist ziemlich bedenkenswert.

Jung ist mit seiner Lehre von den Urbildern (sogenannte «Archetypen»), die sich im Traum offenbaren, viel weiter als Freud gegangen. Einer seiner zentralen Träume, der gewissermaßen den Beginn seiner Lehre vom «kollektiven Unbewussten» darstellt, das Bewusstseinsschichten aus der gesamten Menschheitsvergangenheit offenbart, ist der von einem Haus mit verschiedenen Stockwerken, in die er träumend allmählich hinuntergestiegen ist und auf

deren verschiedenen Ebenen sich die einzelnen Kultur-
epochen wiederfanden: Rokoko mit alten Bildern und
Möbeln, darunter mittelalterliche Einrichtungsgegen-
stände und Baulichkeiten und ganz zum Schluss im Keller,
ganz in der Tiefe, Reste in Form von Knochen, zwei zerfal-
lene Menschenschädel und alte Geräte als Überreste einer
uralten Kultur. Dieser Traum kann Fragen hervorrufen,
die sich darauf beziehen, ob wir nicht generell in unserem Unterbewusstsein die Summe unserer verschiedenen
Erdenleben tragen …

In unseren gewöhnlichen Träumen muss alle Logik erst
einmal schweigen. Alle Ereignisse, die dort auftreten, dür-
fen, da ja die Geistseele nicht im Leib selbst ist, niemals
moralisch bewertet werden, auch wenn sich noch so «un-
moralische» Handlungen ereignen sollten.

Da wir aber neben dem Verdauen der Tagesereignisse, die sogar schon sehr lange zurückliegen können, jede
Nacht eine unbewusste «Einschau in das Übersinnliche»
(Rudolf Steiner) haben, so wäre zu fragen, ob und wie wir
das, was sich jede Nacht als reale geistige Vorgänge hinter
dem Rücken unseres Bewusstseins vollzieht, stärker in
unsere Erlebniswelt hineinbekommen? Wie können wir
gewissermaßen «jenseits» dessen gelangen, was gewöhnlich nur die Nachbilder des Tages sind?

Wir müssten versuchen, nicht nur den «Erinnerungsspiegel» für die Tageserlebnisse, den physischen Leib bzw. unser Gehirn, zu gebrauchen, sondern das mehr zum «Spiegel» machen und stärken, wo die lebendigen Bilder aufgehoben sind. Hier müssten wir lernen, «leibfrei» von innen imaginative Bilder zu erzeugen. Dann würden auch die Traumbilder irgendwann einmal verstärkt wahrnehmbar, erinnerbarer und letztlich «logischer» sein bzw. werden. Viele Übungen zielen darauf ab, durch Meditation und Konzentration die Eigenaktivität im Denken zu verstärken und durch selbsterzeugte Bilder zu verlebendigen. Das heißt auch, den Ätherleib in seiner imaginativen Bildfähigkeit zu stärken. Man wird dann nach einiger Zeit ganz zart bemerken, dass Träume intensiver erlebt werden und sich die Traumerinnerung intensiviert. Heute schon gibt es Menschen, die im Traum bewusst träumen und sogar das Traumgeschehen selbst steuern können.

Je mehr spirituelle Gedanken wir am Tag erzeugen, die wir ja dann mit in den Schlaf nehmen, je weniger wir also reine Materialisten bzw. «Naturalisten» bleiben, desto mehr spüren wir gesundende und erhebende Kräfte morgens beim Erwachen und eine Intensivierung des Traumlebens. Denn wie schwer wiegt ein Schlaf, wenn man im Traum nur beschwerende Tagesprobleme bearbeiten musste, und wie leicht und erfrischt wacht man beispielsweise nach Träumen auf, in denen man geflogen ist, also ganz weit von seinem Leib im Kosmos war!

In Gesprächen mit Herbert Hahn hat Rudolf Steiner einige praktische Tipps gegeben,[34] um die Welt des Träumens und Schlafens bewusster aktivieren zu lernen. Da man in der Nacht immer träumt, auch wenn man sich morgens an nichts erinnert, so ist es wichtig, dass man lernt, die Träume «einzufangen». Dazu ist es eine große Hilfe, sich nicht sogleich nach dem Aufwachen ins Tagesgeschäft zu stürzen bzw. mit beiden Füßen sofort in die physische Welt zu springen, sondern sich etwas Zeit zu lassen und in sich hineinzulauschen. Da kann sich in einer leise anklingenden Stimmung offenbaren, was uns die geistige Welt mitteilen möchte.

Dass der Morgen immer klüger ist als der Abend, findet man in vielen Volksweisheiten ausgedrückt. Denn ein altes Sprichwort heißt ja nicht umsonst «Morgenstund' hat Gold im Mund». Dieser Aussage liegt eine alte spirituelle Erfahrung von der Zeit direkt nach dem Schlaf zugrunde. «Aurora» war ja in der Antike die Göttin der Morgenröte, die sich aus «Aurum» = Gold und «Ora» = Mund bzw. Lippen zusammensetzt. «Gold» ist ein Bild für die geistige Weisheit, und so kommt der Mensch eigentlich morgens mit geistiger Erkenntnis aus dem Schlaf, seine Lippen sind mit dem Gold der Weisheit benetzt. Das merkt man auch schon daran, dass, wenn man ein Problem «überschläft», einem manchmal morgens die besten Ideen kommen oder man eine Antwort auf Fragen erhält, die man nachts mit in den Schlaf genommen hat.

Es ist also beides wichtig: das bewusste Hineingehen in den Schlaf und das aktiv lauschende Herauskommen. Ein dumpfes, mit Banalitäten belastetes Seelenleben mit in den Schlaf genommen, öffnet nicht die geistigen Wahrnehmungsorgane in der nächtlichen Sphäre, und somit kann man die Früchte der Nacht für das Tagesgeschehen nicht pflücken. Man sollte daher auf die Gedanken achten, die man mit in den Schlaf nimmt. Diese sind der «Anker», den die Seele in der Nacht wirft, damit sie diejenige Region erreichen kann, die diesen Gedanken entspricht. Ungute Gedanken führen in niedrige, ja sogar in böse Regionen, vor denen der Mensch besonders nachts nicht geschützt ist.

Immer wiederkehrende Träume sind oft Leitmotive für bestimmte Ereignisse, die schon vorher passiert sind oder noch passieren werden, und haben meist mit einer Vertiefung der Erkenntnis zu tun.

Es gibt auch Träume, die einen durch ihre intensive Bildhaftigkeit oder sogar durch eine sprachliche Aussage so sehr berühren können, dass sie sich ein Leben lang ins Gedächtnis einprägen. Man kann sie «imaginative Träume» nennen, die im Gegensatz zu den erdnahen den Schläfer erfrischt aufwachen lassen und einen solchen Nachklang in der Willensbetätigung haben, als ob einen ein höherer Befehl berührt hätte. Rudolf Steiner hat empfohlen, diese Art von Träumen speziell in der Erinnerung zu behalten und diese Erinnerung von Zeit zu Zeit wieder zu beleben. Sie können sich somit in ihrer eigenen Substanz weiterentwickeln oder auch mit anderen ihnen verwandten seelischen Impulsen – z. B. mit den Idealen der Jugend – in Beziehung treten. Dazu möchte ich aus meinem Freundeskreis einige Beispiele geben:

Ein Freund, der sich in einer finanziellen und privaten Notsituation befand, wachte eines Morgens mit einer Stimme auf, die ihm Folgendes mitteilte: «Ab dem 29. Mai wirst du aller deiner Geldsorgen enthoben sein, aber dafür wirst du dich für geistige Impulse mit deiner ganzen Existenz einsetzen müssen.» Seine erste Reaktion auf diesen Traum war, da er eine Flugreise am folgenden 29. Mai vor sich hatte: Ich werde abstürzen, dann bin ich aller meiner Geldsorgen enthoben und kann dann in der geistigen Welt für meine Ideale kämpfen. Aber es passierte nichts an dem bewussten 29. Mai. Darauf kam ihm der Gedanke, dass ja im Traum keine Jahreszahl genannt wurde, und so wartete er den nächsten 29. Mai mit Spannung ab. Wieder gab es an diesem speziellen Datum eine Flugreise, doch wieder verlief alles wie gewohnt. Da auch kein unbekannter reicher Onkel in Amerika vorhanden war, von dem man hätte etwas erben können, hatte der Freund den Traum vergessen. Doch wenige Jahre später wurde

er zu einer höchst erfolgreichen Vortragsreihe verpflich-
tet, die ihn einiges an Geld verdienen ließ! Diese begann
genau am 29. Mai. Seither sind nie wieder gravierende
Geldprobleme aufgetreten; er konnte als Lehrer und Vor-
tragender eine erfolgreiche Karriere beginnen und hat
sich immer wieder in schwierigen Situationen an diesen
Traum und an seine Aufgabe erinnert, dessen Prophetie
ihn über die Jahre nie im Stich gelassen hat.

Ein mit mir eng befreundeter Kollege schilderte mir
einmal, wie seine Dissertation zustande kam:

Er machte gegen Ende seines Studiums Untersuchungen mit einem neuen Gerät, mit dem er Blutzellen bei
speziellen Krankheiten bestimmen musste. Die Resultate
stellten sich als sehr widersprüchlich heraus, sein Interesse ließ rapide nach und er begann langsam an seinen
Fähigkeiten zu zweifeln. Eigentlich wollte er ja immer eine
Untersuchung über ganzheitliche Zusammenhänge in der
Medizin anstellen, um seinen ideellen Beitrag zu einer Er-
weiterung der Heilkunst zu leisten. Eines Morgens wachte
er im Frühsommer genau um 6 Uhr mit folgender Stimme aus dem Schlaf auf: «Gehe ins medizingeschichtliche
Institut und biete dort eine Arbeit über die Beziehung
des Leiblich-Seelischen zu verschiedenen Krankheitsver-
läufen an, die zu einem neuen Leibverständnis führen
können.» Er machte sich am Morgen auf, ging ins Institut,
fragte nach dem Professor, der gerade da war und Zeit

hatte, und bot ihm diesen Titel als Doktorarbeit an. Der erste Satz des Medizinhistorikers lautete: «Auf so einen Mann wie Sie habe ich schon lange gewartet!»

Ich selbst träumte einmal vor vielen Jahren, dass ich mit Rudolf Steiner in einer Bibliothek stand, wo die Regale voll mit seinen Büchern waren. Ich spürte plötzlich, dass dieser Traum bald zu Ende sein würde, und habe Steiner noch schnell gefragt, welches Buch von sich er mir besonders zum Studieren empfehlen würde. Ich erinnere mich noch gut daran, dass ich im Traum erwartete, mit einem seiner dicksten Bücher «belohnt» zu werden. Steiner ging an das Regal, zog das dünnste Heftchen daraus hervor und hielt es mir hin. Sein Titel lautete: *Praktische Ausbildung des Denkens*. Erst im Lauf der Jahre habe ich erkannt, wie wichtig gerade dieser Inhalt für mich war und dass es mir ein bedeutender seelenhygienischer Hinweis wurde, diese Übungen, so oft es geht, zu vollziehen. An einem solchen Traum kann man sich selbst immer wieder fragen, was dort Symbol bzw. Erscheinung und was das eigentliche Dynamische war.

Generell ist es für die Schlafqualität und auch die der Träume von Bedeutung, so führt es schon Herbert Hahn aus, wenn der Mensch beim Einschlafen intensiv denken lernen kann: «Hinein in die geistige Welt» und beim Aufwachen: «Heraus aus der geistigen Welt».

Neben diesem «intensiven Denken» kann man die Intensität der geistigen Ereignisse während des Schlafes erhöhen, indem man vor dem Einschlafen eine Art Tagesrückschau macht, also von außen zuschauend alle Handlungen rückwärts bis zum Morgen noch einmal durchlebt. Indem sich die Seele nämlich im Schlaf aus der Leiblichkeit herauslöst, «spult» sich, ebenso wie nach dem Tod oder bei Nahtod-Erlebnissen, das Lebenspanorama rückwärts ab. Vollzieht der Mensch dies aber regelmäßig mit distanziertem Überblick aus der vollen Aktivität seines Ich heraus, so beteiligt sich seine Ich-Wesenheit auch stärker an den folgenden Erlebnissen im Schlaf, und eine bewusstere Schlaf- und Traumintensität ist die Folge. Dass diese Übung etwas mit der Schlafdynamik selbst zu tun hat, merkt man spätestens dann, wenn man mitten in der Übung einschläft. Sie ist im doppelten Sinne des Wortes ein gutes «Lösungsmittel»! Zudem ist diese Art von «Selbstrückschau» auch eine gute Möglichkeit der Selbstbeurteilung, weil man lernt, sich zu seinen Taten objektiver zu stellen und damit von den Tagesereignissen wohltuend zu distanzieren. Im Gegensatz zu unserer modernen Gesinnung, die immer alles hinter sich lassen möchte und nur noch, angezogen von den mannigfaltigsten äußeren Reizen, ein Vorwärts kennt, lebt in China noch ein Gefühl dafür, dass das Rückwärts als ein seelisches Verdichtungserlebnis etwas Wichtiges für unsere

Seelenentwicklung darstellt. Nicht umsonst wird dort noch der sogenannte Fortschritt immer auch mit einem Janusgesicht gesehen: einerseits als Notwendigkeit für die erforderliche Entwicklung und andererseits aber auch als ein Fortschreiten, d. h. sich Entfernen von der Vergangenheit, dem Alt-Bewährten.

Diese Weisheit spielt sogar noch in der modernen chinesischen Literatur eine wichtige Rolle: «Ich weiß jetzt, dass man rückwärts reisen muss, um bei seiner Seele anzukommen. Doch nur Menschen, die schlafen, haben überhaupt die Zeit, auf diesem rückwärts gewandten Weg zu gehen. Die Wachen müssen blindlings voranstürmen, bis zum Tage ihres Todes …»[35]

Warum bewegen wir eigentlich in der Traumphase, d. h. wenn sich unsere Seele wieder langsam unserem ätherischen Lebensleib nähert, unsere Augen, die ja am Tag durch ihre Beziehung zum Licht mitunter unsere wichtigsten Sinnesorgane sind? Das Aufwachen ist ja immer synonym für «die Augen aufschlagen», das Sterben für «die Augen schließen». Man muss nun wissen, dass wir in der Nacht durch die Augen Geistiges aufnehmen und es der Stoffwechselorganisation durch die Nieren mitteilen und so den Leib aus kosmischen Kräften, aus der Welt der Urbilder, gestalten helfen. Wir strahlen also das aufgenommene Licht nach innen zurück.

Das macht von der medizinischen Seite her gesprochen Nieren und Nebennieren so interessant für den Lichtstoffwechsel im Organismus (und somit auch für Symptome wie Lichtallergien bzw. Lichtempfindlichkeiten) und besagt auch, dass es für die Nacht nicht gleichgültig ist, welche Bilder wir tagsüber aufgenommen haben. Sobald wir also in irgendeiner Weise – ob tagsüber oder im Traum – die Augen bewegen, versuchen wir etwas zu erfassen. Das passiert nachts in der sogenannten REM-Phase, wenn die Geistseele im Schlafzustand sich langsam wieder dem Leib nähert und so das Erwachen vorbereitet. Die Kraft der Seele ist es, die in Erwartung von Sinneseindrücken die Augen hin und her bewegt, damit etwas wieder in der Sinneswelt erfasst werden kann.

Wollen wir uns von dem Geschehen ein konkret imaginatives Bild machen, so könnten wir sagen: Jede Nacht treten wir durch unseren Schlaf in einen Garten der Fülle ein und müssen uns vorher auf der Erde die seelischen Organe (Körbe) bilden, um die dort vorhandenen Früchte für den Tag zu pflücken. Kommen wir aber blind und ohne die nötigen Instrumente in den geistigen Bereich hinein, so müssen wir am Tag in einem Teil unseres Wesens Hunger leiden. Mit welchen Surrogaten dieser Hunger gestillt wird, erleben wir an den verschiedensten Süchten, die diese Defizite betäuben können.

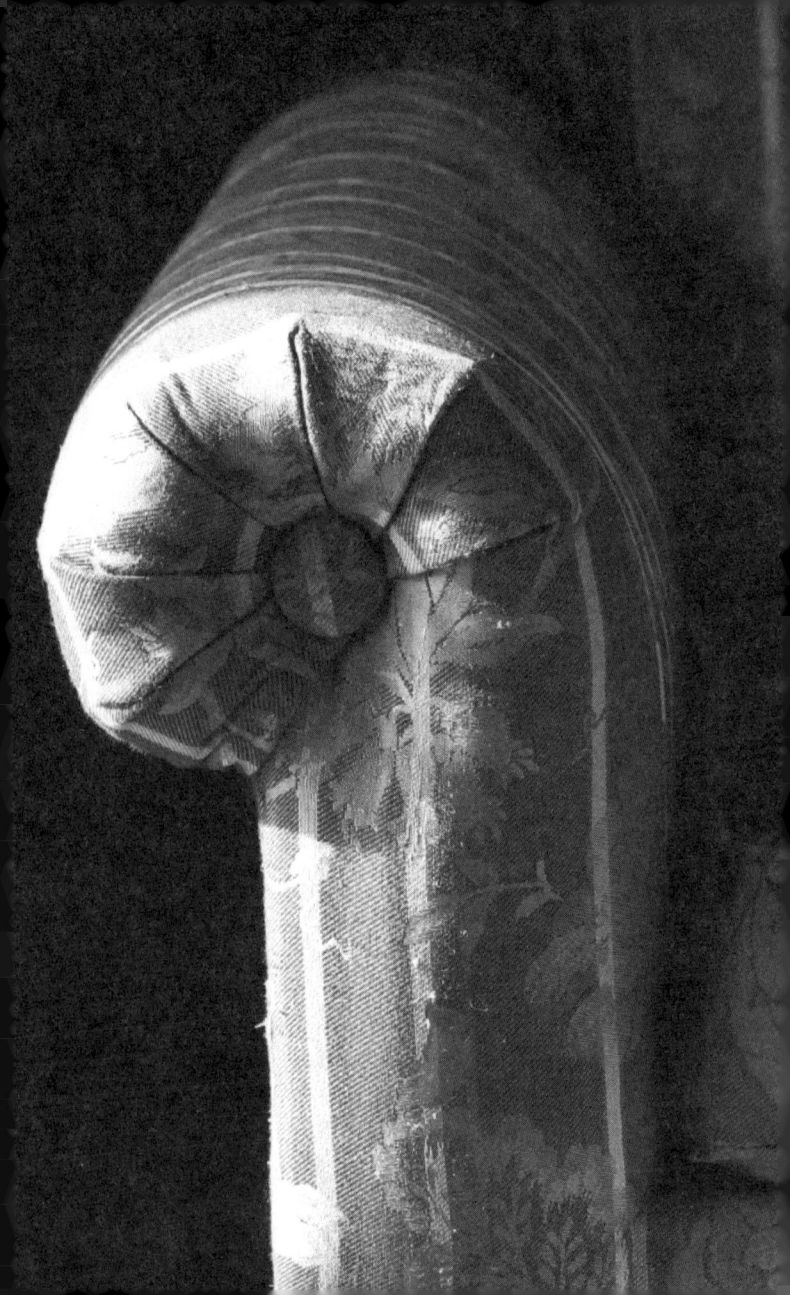

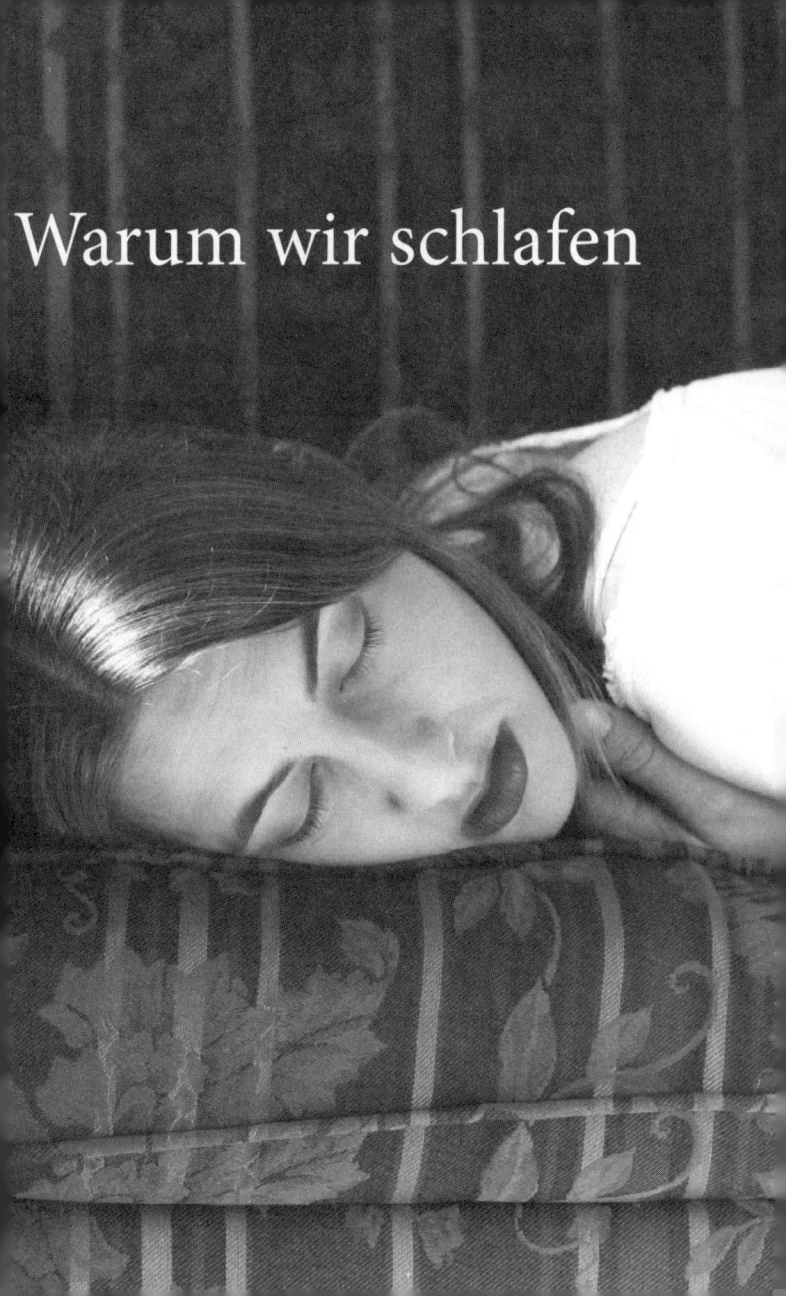

Warum wir schlafen

«Die physiologischen Abläufe im schlafenden Gehirn, das legen immer mehr Befunde nahe, sind die Grundlage für sein einzigartiges Erinnerungsvermögen. Einerseits erlauben sie es dem schlafenden Gehirn, die unzähligen Eindrücke des Tages noch einmal aufzurufen und dauerhaft im Gedächtnis zu speichern. Andererseits sind die nächtlichen Umbauarbeiten im Nervenzellgewebe offenbar notwendig, um es zu entrümpeln und aufnahmefähig zu machen für den nächsten Tag.»

Jörg Blech, Licht im Oberstübchen[36]

Das Zitat von Jörg Blech wirft mehrere Fragen auf: Schläft das Gehirn wirklich in der Nacht, wenn behauptet wird, dass es die Tagesereignisse bearbeitet, integriert und Überflüssiges «entrümpelt», also vergisst? Ist es nur das Gehirn, das alles, was wir erlebt haben, in sein «Oberstübchen» ablagert oder entsorgt? Wie steht es mit dem übrigen Teil des Menschen, der sich dann besonders gut erinnert, wenn visuelle Sinneseindrücke oder auch Lerninhalte mit Geschmacks- und Geruchserlebnissen gekoppelt sind oder beim Gehen besser gelernt und erinnert werden kann? Der bekannte Psychotherpeut und Neurologe Joachim Bauer hat einmal auf die Frage, warum denn immer nur vom Gehirn und nie vom Ich des Menschen gesprochen wird, sinngemäß geantwortet: Wenn wir vom Gehirn sprechen, dann ist das wissenschaftlicher …

Neben dem, was in den vorherigen Kapiteln betrachtet wurde und dabei aufzeige, dass einzig und allein im Schlaf die diversen körperlich-physiologischen Erneuerungstätigkeiten vollzogen werden können, gibt es auch ein wichtiges *psychologisches* Geschehen, das offensichtlich nur in der Nacht, wenn wir uns außerhalb unseres Leibes befinden, stattfindet: die Gedächtnisbildung bzw. die Fähigkeit, dem flüchtigen Augenblick Dauer zu verleihen.

Wenn man mit dem tagsüber Geübten an eine Grenze gestoßen ist, kann man am nächsten Tag in der Früh oder spätestens nach zwei bis drei Tagen mit Erstaunen feststellen, dass es, ein oder mehrere Male durch die Nacht getragen, besser behalten wird oder sogar zu einer größeren körperlichen Geschicklichkeit geführt hat. Wir können dies als eine Art von seelischer «Konsolidierung» bezeichnen, die sich nur in unserer nächtlichen «Abwesenheit» bildet, damit wir am Tage eine Kontinuität erleben, zu der wir gewöhnlich «Ich» sagen: der Erinnerungsschatz in uns, den wir durchs ganze Leben in uns tragen.

Man kann wirklich nur staunen, wenn man bedenkt, dass erst durch diese allnächtliche Bewusstseinslücke die Möglichkeit besteht, Material zu sichten, es seelisch zu integrieren, d. h. aber auch mit unserer Person dauerhaft zu verbinden.

Um diesen Vorgang besser zu verstehen, ist vielleicht eine Metapher, nämlich die von der Arbeit einer Biene, hilfreich. Die diversen Sinneseindrücke wären dann der Nektar, den man von Blüte zu Blüte, von Eindruck zu Eindruck eilend, erst einmal sammeln muss, um sie dann im dunklen Bienenstock, wenn alle Eindrücke von außen ausgeschaltet sind, in Ruhe zu Honig zu verarbeiten. Der «Honig» in unserem Inneren, das Erinnerbare, ist das Produkt, das wir aus den vielfältigen Eindrücken selbsttätig in der Nacht gebildet haben und mit dem wir uns dadurch als ein «Eigenprodukt» emotional ganz verbunden fühlen.

Mit mehr philosophischen Begriffen lässt sich dieser Prozess wie folgt beschreiben: Am Tage sind wir an die

Außenwelt hingegeben, sodass wir nicht unser Ich-Wesen erleben, sondern einzig und allein die äußere Welt, also das «Nicht-Ich», das Fremde – es sei denn, wir ziehen uns aus der Welt zeitweilig zurück! Erst in der Nacht, wenn alle Außeneindrücke schweigen, kann das eigentliche Wesen des Menschen sich auf sich selbst konzentrieren. Der Mensch kommt dann im buchstäblichen Sinne zu sich! Erst durch die nächtliche Tätigkeit kann man im gewöhnlichen Bewusstsein zu sich «Ich» sagen, weil es mit dem Bleibenden zu tun hat, das als ein individueller Seelenschatz vorhanden und zum Teil wieder abrufbar ist.

Man kann bei diesen Ausführungen erahnen, wie schlimm es für die Persönlichkeit sein muss, diese Ich-Kontinuität eine Zeit lang oder für immer zu verlieren, wie wir es nach schweren Traumata (sogenannte «retrograde Amnesie») oder bei Gehirnzersetzungsprozessen wie Morbus Alzheimer erleben können. Erst da wird uns bewusst, dass ein wesentlicher Aspekt des Menschseins «Sich-erinnern-Können» heißt.

Diese Erinnerungsfähigkeit geht meist bis etwa zum dritten Lebensjahr zurück, da sich dann erst (Trotzphase) das individuelle Ich mit dem Leib verbindet und sich somit die ersten zarten Keime eines persönlichen Ich-Bewusstseins zeigen. Strebt das Ich im höheren Alter wieder allmählich aus der Leiblichkeit heraus, so tauchen aus dem Unterbewusstsein Früherlebnisse auf, die aus dem eigentlichen Gedächtnisträger, dem Lebensleib (Ätherleib) stammen.

Durch eine altersbedingte Schlaflosigkeit werden Eindrücke des Tages in der Nacht nicht mehr richtig verarbeitet, was eine Störung des Kurzzeitgedächtnisses zur Folge haben kann. Deshalb sind das «organische» Gedächtnis, das einerseits treulich die Generationenfolge bei Pflanze, Tier und Mensch garantiert, und das «seelische» Gedächtnis, das die Ereignisfolge der im Leben gemachten Sinneseindrücke und Erfahrungen beinhaltet, mit unserem Bildekräfte- bzw. Zeitleib identisch. Auch dieser «erinnert» sich übrigens, wie der ursprüngliche physische «Bauplan» war, um nach Verletzungen alles wieder sinnvoll zu restituieren, d.h. zu heilen. Medizinisch ist auch bekannt, dass durch krankheitsbedingte Schwächungen nicht nur Konzentrations- und Erinnerungsfähigkeit nachlassen, sondern dies auch bei unserem Immunsystem passieren kann. Wir sprechen ja deshalb heute auch zu Recht von einem «Immungedächtnis».

Schauen wir unsere diversen Bewusstseinsleistungen von der Tag- bzw. Nachtseite her an, so können wir sagen: Unser Tagesbewusstsein ist daran gekoppelt, dass wir mit Eigenaktivität in die Welt schauen. Hier wird das Ich in seiner Wachheit am meisten gefordert, besonders dann, wenn unser Wille in die Sinnestätigkeit fließt, was wir als Aufmerksamkeit bezeichnen. Hier taucht aber auch am wenigstens Selbsterlebnis auf. Die Welt lebt in uns! Während des Schlafens schauen wir in uns hinein, aber *unbewusst*. Erinnern ist nun eine Art Mittelstadium zwischen den beiden zuvor Genannten: ein *bewusstes* In-sich-Schauen.

Erinnern ist insofern eine Steigerung des gewöhnlichen Tagesbewusstseins, da wir nicht nur etwas erkennen, sondern sogar etwas *wieder*erkennen. Das ist das Entscheidende! Erinnerung ist also Wiedererkennen dessen, was schon einmal da war, aber rein äußerlich verschwunden ist! Wenn man etwas sieht, was man schon einmal gesehen hat, und es nicht wiedererkennt, so ist das keine Erinnerung. Dieser Gedanke lässt sich weiterführen: Wie steigerungsfähig könnte unsere Erinnerung sein? Es müsste demnach möglich sein, die Grenzen nach hinten im Lebenslauf so zu erweitern, um zu einer über das Irdische hinausgehenden «Geisterinnerung» unseres unsterblichen Wesensteils zu gelangen. Das alles verdanken wir der Nacht, dem Schlaf, wo wir erst «wesentlich» werden!

Schauen wir uns die Gedächtnisbildung aus der Sicht der modernen Hirn- und Schlafforschung einmal an:

Nach dem Lernen am Tag müssen sich ja in der Nacht noch weitere «Verarbeitungsschritte» anschließen, die dadurch erst zu einer Aneignung des Erlernten führen. Zu wenig Schlaf oder sogar Schlafentzug führt zu einer schweren Beeinträchtigung des Gedächtnisses. Erst in der Tiefschlafphase wird die Konsolidierung des Gedächtnisses erreicht. Dies kann man auch experimentell dadurch herbeiführen, dass man während des Schlafes langsame Hirnströme verabreicht, die den Schläfer länger in der Tiefschlafphase halten. Auch können beim Lernen tagsüber gleichzeitig Düfte oder Töne begleitend zugeführt werden, die, wenn sie dem Schläfer nachts oder auch beim Repetieren tagsüber wieder verabreicht werden, nachweislich die Gedächtniskraft stärken. Studenten, die ganze Nächte für ihr Examen durchlernen und nur wenig Schlaf bekommen, schwächen ihr Gedächtnis genauso wie Menschen, denen man im Experiment direkt nach dem Lernen den Schlaf für einige Zeit künstlich entzogen hat.

In der heutigen Gehirnforschung interpretiert man die nächtliche Gedächtniskonsolidierung so, dass das am Tag Erlernte von einem bestimmten Hirnareal, dem sogenannten «Hippocampus» (dieser ist Teil des limbischen Systems und befindet sich im Schläfenlappen und gehört evolutionär zu den ältesten Systemen), dem «kleinen und flüchtigen Speicher», im Tiefschlaf (sozusagen «offline») auf den großen und sicheren Speicher, die Gehirnrinde (Cortex), übertragen wird. Der Hippocampus fungiert somit im Schlaf als «Lehrer der Gehirnrinde», wie es der bekannte Hirnforscher Manfred Spitzer einmal formulierte.

Schauen wir die Gedächtnisbildung noch einmal aus der Sicht einer erweiterten Menschenkunde an, die dem menschlichen Organismus eine Viergliedrigkeit zugrunde legt:

Das Sinneserlebnis, in dem wir ganz wach und an unserer Sinnesperipherie bewusst sein müssen, um die Umwelt wahrzunehmen, ist sehr stark ich-abhängig und erfordert die größte Aktivität, besonders wenn wir etwas belauschen oder beobachten.

Dann geht der Weg weiter nach innen in die Vorstellung, die schon sehr mit unserem individuellen Seelischen, mit Sympathie bzw. Antipathie zu tun hat und von weiteren Sinneseindrücken unabhängig wird. Hier können wir sogar auswählen, ob wir Vorstellungen zulassen oder nicht.

Sind sie aber einmal – ob bewusst oder unbewusst – in der Seele, dann sinken sie ins Unterbewusstsein, verschwinden erst einmal in die Tiefe und kommen bei bestimmten Gelegenheiten entweder automatisch oder gezielt wieder an die Oberfläche, also ins Gedächtnis. Dies können wir aber nur zum Teil beeinflussen! Etwas erinnern wollen und nicht können ist einem Krankheitsprozess zu vergleichen. Diese Erinnerungen verbinden sich mit unserem Vital-(Äther-)leib, liegen aber nicht aufgestapelt oder «tiefgefroren» irgendwo herum, sondern können – aus dem gesamten Leib stammend – am physischen Spiegel des Gehirns wieder reflektiert und uns erst dadurch bewusst werden. Man kann erfahren, dass Sinneseindrücke einen nicht mehr oder weniger «kalt» lassen, sondern immer mit einem feinen Wärmeprozess verbunden sind. Je mehr wir Gemütswärme, d. h. Interesse, beim Sinnesvorgang entwickeln, desto besser behalten wir die erlebten Dinge.

Es gibt demnach keine Bilder irgendwo im «Gehirnkasten», sondern es werden Zeichen in den Leib eingeschrieben, und anhand dieser Zeichen wird der Vorgang von der Seele aktiv rekonstruiert. Man kennt dies ja auch, wenn man sich einen Knoten ins Taschentuch macht oder sonst Zeichen setzt, um die Erinnerung zu aktivieren. Nicht in dem Knoten sind die Erinnerungen «gespeichert», sondern der Knoten gibt nur die Veranlassung für einen rein seelischen Vorgang, der sich dann in unserem Inneren abspielt. Sind denn auf einer Festplatte im Computer auch die Bilder gespeichert? Nein, es sind auch nur Zeichen, die sich, wenn sie aktiviert werden, auf dem Bildschirm zu Bildern zusammensetzen. So werden Wahrnehmungen und Erlebnisse der Außenwelt von der Seele verarbeitet, in den Lebensleib aufgenommen und schließlich in den physischen Leib als Siegelabdruck eingeprägt.

Kommt nun ein Bedürfnis nach Erinnerung aus der Seele, so muss sie ihren Lebensleib bemühen, die Zeichen im physischen Leib zu suchen, um das Vergangene wieder bewusst zu machen. Daran sieht man auch, wie wichtig die Gesundheit des physischen Leibes und sinnenfällige Eindrücke bei der Erinnerungsbildung sind und dass man den Lebensleib in der Kindheit, wenn er das Physische noch aufbaut, nicht mit Lerninhalten überfordern sollte.

Rudolf Steiner verglich einmal den Gedächtnisvorgang mit dem Einschreiben in ein Notizbuch:

«Die Erinnerungstätigkeit beruht also darin, dass unser Astralleib (Seele) und Ätherleib (Lebensleib) Eindrücke in unseren physischen Leib bewirken können. Es ist wirklich dieselbe Tätigkeit, die äußerlich dann eintritt, wenn wir uns irgendetwas notieren. Wenn wir nämlich die Notizen anschauen, so besitzt das, was wir in unserer Seele haben, natürlich nicht die geringste Ähnlichkeit mit den Zeichen, die wir auf dem Papier haben. Auf dem Papier sind Zeichen irgendwelcher Form, aber durch dasjenige, was wir dann daraus machen, was wir notiert haben, geht ein geistiger Vorgang vor sich. Und so ist es auch mit der Erinnerung. Was in uns bleibt, hat wahrhaftig mit demjenigen, was beim Erinnern in der Seele auftritt, prinzipiell nicht mehr Ähnlichkeit als das, was auf dem Papier steht, mit dem, was in der Seele auftritt, wenn wir es wieder lesen.»[37]

Erinnerung ist somit erst einmal ein «unbewusstes Lesen», das sich dann an der «Wand» unseres gesamten physischen Leibes reflektiert und uns durch unser Gehirn bewusst wird. Dadurch wird auch verständlich, dass ein

Erlebnis von intensiven Sinneseindrücken, beispielsweise zudem von Geruch und Geschmack begleitet, wesentlich besser erinnerbar ist!

Gewöhnlich können wir nicht hinter die Erinnerung schauen, wie wir auch nicht vermögen, hinter einen Spiegel zu schauen, um Ursache und Zusammensetzung des Spiegelbildes zu erforschen – es sei denn, wir zerbrechen den Spiegel! Der ganze physische Leib ist unbewusster «Spiegel» aller unserer gemachten Erfahrungen, und somit kann *jedes* Organ – speziell auch die Muskulatur – die Erinnerung an unsere Lebenserfahrungen speichern. Man kann zum Beispiel erleben, dass bei Muskelverhärtungen, die mit Wärme und Massage aufgelöst werden, alte Erinnerungen auftauchen, die oft bis in die frühe Kindheit reichen und erst jetzt wieder aus der Muskulatur «aufsteigen» und dadurch bewusst werden. Man kann auch öfter wahrnehmen, wie Bewegung generell Erinnerungen befördert. Sinneseindrücke und Seelenerlebnisse verblassen aber, Gott sei Dank, nach einer Weile mehr oder weniger, d. h., es wird ihnen die innere Seelendramatik genommen, damit wir uns wieder neuen Dingen zuwenden können. Passiert das nicht, wird das Seelengewebe entweder nicht genügend aufgelöst oder im Gegenteil zu stark, so können schwerwiegende neurotische Krankheiten entstehen. Ein Mensch, der zum Beispiel nicht richtig vergessen kann, kann sich auch nicht richtig

entwickeln. Erinnern, aber auch die Fähigkeit, zu vergessen, helfen uns, in der richtigen Weise als Ich-Wesen frei
und entwicklungsfähig im Leben stehen zu können.

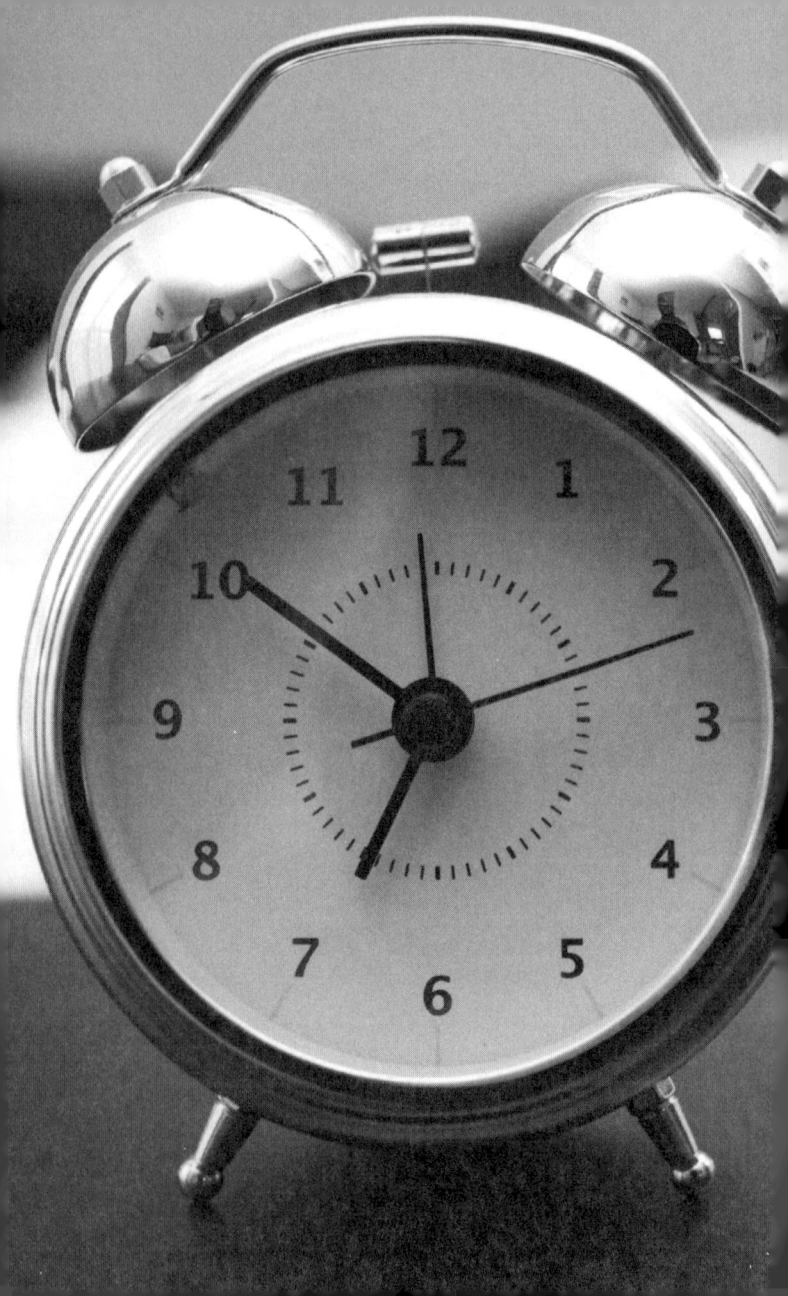

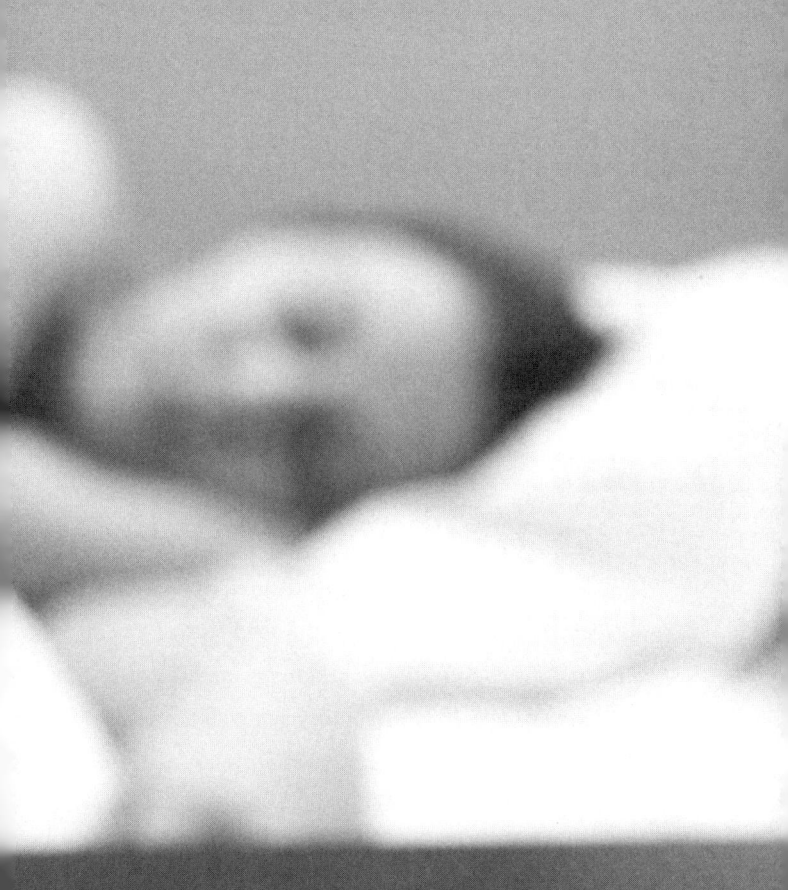

Schlaf und Gesundheit

«Nach einer Studie der Universität Köln sind 63 Prozent der deutschen Berufstätigen ‹erholungsunfähig›, also nicht in der Lage, beruflichen und privaten Stress loszuwerden. Und wer sich über einen längeren Zeitraum nicht regeneriert, hat später oft auch ein Problem im Bett: Stress gilt neben Hormonschwankungen und Depressionen als wichtigster Auslöser von Schlafstörungen – unter denen heute schon jeder Dritte leidet, Frauen deutlich häufiger als Männer. Beim Hausarzt sind Ein- und Durchschlafprobleme die dritthäufigste Symptomatik.»[38]

Während des Schlafes passiert, je nachdem, wie man sich am Tage verhält, für den Leib und auch für das ganze seelische Befinden Positives oder auch Negatives, an dem wir selbstverantwortliche Mit-Akteure sind. Der Schlaf selbst wird ja nicht allein von der Quantität her beeinflusst, sondern es ist allein seine Qualität, die ein untrüglicher Indikator beim Aufwachen ist, ob wir intensiv genug in der traumlosen Sphäre, wo auch die Regenerationskräfte zu Hause sind, verweilen konnten.

Aus der modernen Gehirn-, aber auch der Geistesforschung weiß man Genaueres über die Wirkungen bei einer bestimmten Länge und Qualität des Schlafes und was für Konsequenzen sich für jeden Einzelnen daraus ergeben können. Es geht dabei ähnlich wie bei der Ernährung nicht allein darum, für das eigene leibliche Wohl alles Erdenkliche zu tun, sondern auch darum, ein Höchstmaß an Energie, Kraft und Wohlbefinden für die diversen Lebensaufgaben zu gewinnen.

Da seelische wie auch körperliche Gesundheit immer mit dem individuellen Maß zwischen einem Zuwenig und Zuviel zu tun hat, können die vorhandenen Erkenntnisse und Erfahrungen aus der Natur- und Geisteswissenschaft hilfreich sein, eine bewusstere Schlafhygiene anzustreben. «Nichts über das Maß» war ja bekanntermaßen einer der wichtigsten Sprüche über dem Tempel zu Delphi.

Wie aber kann der moderne Mensch, dessen Instinkte

heute durch mannigfaltige Einflüsse korrumpiert werden bzw. schon sind, ein gesundes Verhältnis zu Wachen und Schlafen bekommen, ohne auf irgendwelche abstrakten und verallgemeinernden Regeln angewiesen zu sein?

Zunächst sei darauf hingewiesen, dass die nun folgenden Ausführungen über das Verhältnis von Wachen und Schlafen identisch sind mit der Tatsache, wie sich die Leiblichkeit und das individuell Seelisch-Geistige zueinander verhalten, besonders dann, wenn sie im Schlaf für eine gewisse Zeit voneinander getrennt sind. Die Fragen, ob man beispielsweise ein Kurz- oder Langschläfer ist, gehören mit zu den intimsten Dingen, die im Großen und Ganzen konstitutionell geprägt sind.[39] In der modernen Schlafforschung haben sich dazu zwei Begriffe festgesetzt, die diesen Unterschied charakterisieren sollen: die «Eulen», die nicht vor Mitternacht ins Bett gehen und morgens gern länger ausschlafen, und die «Lerchen», die gerne früh schlafen gehen und schon frühmorgens munter den Tag beginnen.

Die meisten Jugendlichen mutieren, nachdem sie in der frühen Kindheit eher «Lerchen» waren, etwa ab dem 12. Lebensjahr, also zu Beginn der Pubertät, zu «Eulen», die morgens um acht Uhr zu Unterrichtsbeginn in der Schule gerade mal so leistungsfähig sind wie ein Erwachsener um Mitternacht. Sie müssen also einige Jahre gegen ihren natürlichen Biorhythmus leben, und dadurch kumulieren sich im Lauf der Woche die Schlafdefizite als sogenannte «Schlafschuld» («sozialer Jetlag»), die erst am Wochenende meist ausgiebig kompensiert wird. Was ja jede Familie mit Pubertierenden in unterschiedlichen Extremen kennt! Untersuchungen aus den USA, Skandinavien und Frankreich belegen jedoch, dass Schüler bei einem späteren Schulbeginn wesentlich leistungsfähiger werden.

Es verschiebt sich also mit Einsetzen der Pubertät der Schlaf-wach-Rhythmus zugunsten des Spät-zu-Bett-Gehens. Der Beginn des Erwachsenwerdens, so haben es Schweizer Chronobiologen von der psychiatrischen Universitätsklinik Basel herausgefunden, setzt dann nach fünf- bis sechsjähriger Pubertätszeit (also gegen das 18. Lebensjahr) u. a. damit ein, dass sie abends wieder früher ins Bett gehen und auch der Schlafrhythmus regelmäßiger wird. Wie wir heute wissen, haben heranwachsende Jugendliche einen Schlafbedarf von etwa 8,5 und 9,25 Stunden pro Nacht. In Wirklichkeit erreichen nach Langzeituntersuchungen an 15-jährigen deutschen Schülern nur etwa 25 Prozent der Jugendlichen dieses Ziel. Die Folgen sind extreme Müdigkeit, dadurch bedingte Unaufmerksamkeit und sogar kurzes Einschlafen in den ersten beiden Schulstunden. Ausgeschlafene Schüler erreichen wesentlich bessere Noten, und ein hoher Prozentsatz schwerer Autounfälle unter Jugendlichen in den USA wird mit Schlafdefiziten («Delayed Sleep Phase Syndrome», kurz DSPS) in Verbindung gebracht.

Die Schlafdauer des Menschen, dies wurde in verschiedenen Ländern an über einer Million Menschen untersucht, liegt im Durchschnitt bei etwa sieben Stunden und variiert je nach Typus oder individueller Lebens- und Gesundheitssituation einmal nach oben oder unten. Der Volksmund sagt dazu: «Wer länger schläft als sieben Stund', verschläft sein Leben wie ein Hund.»

Von Napoleon, der offensichtlich mit nur vier Stunden Schlaf pro Nacht auskam, gibt es ja Anekdoten, dass er dafür bei Besprechungen öfter einnickte. Albert Einstein hingegen brauchte ganze zehn Stunden Schlaf, um sich zu regenerieren. Friedrich Schiller, der meist in der Nacht schrieb und erst am frühen Nachmittag zu frühstücken pflegte, gehört eindeutig zu den «Eulen», während sein Freund Goethe als «Lerche» seine neun Stunden Schlaf brauchte, schon früh morgens dichtete oder ins Grüne ging, um zu «botanisieren».

Ausgehend von den durchschnittlich veranschlagten sieben Stunden, verschlafen wir also etwa ein Drittel unseres Lebens!

Es ist sehr interessant, sich einmal über die Zahl Sieben, da es ja um Rhythmen geht, tiefere Gedanken zu machen. Sie hat mit den sieben Wochentagen, den Jahrsiebten in der Entwicklung, dem «verflixten siebten Jahr», den klassischen sieben Planeten, den sieben Chakren, den sieben mageren und sieben fetten Jahren etc. zu tun. Nach der spirituellen Numerologie reguliert die Zahl Sieben immer das Verhältnis des Seelischen zum Lebendigen. Deshalb tritt u. a. nach einer seelischen Überforderung die Erkältung in Form einer Bronchitis meist nach sieben Tagen auf und braucht wieder sieben Tage, um zu verschwinden. Wie heißt es so schön: «Mit Arzt eine Woche, ohne Arzt sieben Tage.»

Die Kontinuität des Schlafes in diesen sieben Stunden ist deshalb äußerst wichtig und sollte, wenn möglich, nicht in mehreren Portionen über den Tag verteilt werden. Natürlich kann man in gewissen Fällen einiges durch ein Mittagsschläfchen (zwischen 13 und 15 Uhr ist in der chinesischen Medizin die Dünndarmtätigkeit, also die Resorptionszeit, die ideal für einen kurzen Mittagsschlaf und nicht für geistige Tätigkeit ist, am höchsten!) zu kompensieren versuchen. Dies sollte aber nicht zur Regel werden.

Gerade in den ersten Nachtstunden – und speziell vor Mitternacht – sprudeln die hormonellen Regenerationsquellen am intensivsten. So werden in den anfänglichen Tiefschlafphasen im Gehirn Substanzen produziert, die Immunzellen beeinflussen und nur im schlafabhängigen Rhythmus ausgeschüttet werden. Werden diese Hormonrhythmen durch Schlafmangel durcheinander-

141

gebracht, so leidet die gesamte Immunabwehr. Unser Stresshormon Cortisol, das in der Nebennierenrinde gebildet wird, erreicht etwa zwei Stunden nach Mitternacht seinen absoluten Tiefpunkt, wodurch die Immunfunktionen zum Hochbetrieb erwachen können. In der langsam beginnenden Aufwachphase nach vier Uhr morgens wird Cortisol wieder vermehrt ausgeschüttet und erreicht gegen sieben Uhr einen vorläufigen Höhepunkt. Durch Schlafmangel wird der Organismus zu sehr durch Stresshormone strapaziert und dadurch für manche Krankheitsdisposition wie Diabetes, Fettsucht, Herz- und Kreislauferkrankungen etc. angreifbarer gemacht.

Gerade bei Depressionen dominieren diese Stresshormone in der Nacht besonders und führen somit auch zu massiven körperlichen Beeinträchtigungen.

In den frühen Morgenstunden, etwa ab sieben Uhr, werden nun auch die anregenden Hormone Adrenalin und Noradrenalin gebildet, die den Fettabbau in den Zellen und die Aufspaltung von Nahrung fördern. Deshalb ist es bei vielen Völkern traditionell so, dass sie morgens schon mit einem fett- und eiweißhaltigen Frühstück beginnen.

Menschen, die deshalb nicht zu spät ins Bett gehen und recht früh und ausgeschlafen ihr Tagewerk beginnen (wie das früher bei den Bauern üblich war), profitieren von den in der Vormitternacht intensiv gebildeten Regenerationshormonen. Das hat zur Auffassung geführt, die meines Erachtens nicht ganz unberechtigt ist, dass der Schlaf vor Mitternacht am gesündesten ist. Wir sind aber in der jetzigen Zeitepoche immer mehr Kulturmenschen und müssen deshalb trotz besseren Wissens mit der Natur manchmal in Konflikt geraten oder sie manchmal zwangsläufig überlisten.

Der vorgeschlafene Heilschlaf

Palmström schläft vor zwölf Experten
den berühmten Schlaf vor Mitternacht,
seine Heilkraft zu erhärten.

Als er, da es zwölf, erwacht,
sind die zwölf Experten sämtlich müde.
Er allein ist frisch wie ein junger Rüde!

Christian Morgenstern, *Palmström*

Zieht man nun auch die sogenannte «Organuhr» der chinesischen Medizin zurate, welche die Gesetzmäßigkeiten der Organe mit ihrem Minimum und Maximum benutzt, die alle im Zwei-Stunden-Rhythmus wechseln, so kann man ein vertieftes Verständnis für gewisse Schlafgewohnheiten verstehen, die rein von den Organrhythmen selbst beeinflusst werden.

Nach meiner Kenntnis ist die wesentlichste Zeit für die Regeneration des gesamten Organismus die Gallenzeit (zwischen 23 und 1 Uhr) und die der Leber (zwischen 1 und 3 Uhr), die ja unsere zentralen Stoffwechselorgane sind. Ich habe selbst erlebt, dass Jugendliche, die regelmäßig diese Zeit in Diskotheken vertanzen, große Stoffwechselprobleme bekommen können.

Danach beginnt die sogenannte Lungenzeit (zwischen 3 und 5 Uhr), in der der Organismus wieder mit Lebensenergie (Ch'i) versorgt wird. Darauf folgt zwischen 5 und 7 Uhr die Dickdarmzeit mit ihrer natürlichen Entleerungstendenz. Zwischen 7 und 9 Uhr schließt sich die Magenzeit an, in der wir meist unser Frühstück einnehmen. Latente Magenprobleme können in dieser Zeit durch die sogenannte «Morgen-Übelkeit» sichtbar werden.

Wenn, wie jeder sehr gut nachvollziehen kann, chronischer Schlafmangel über kurz oder lang zu gesundheitlichen Beeinträchtigungen führt, so wäre auch einmal zu fragen, ob ein zu langer Schlaf für unsere Gesundheit zuträglich ist? «Bei Langschläfern sind das Krankheitsrisiko und die Sterberate deutlich erhöht», sagt der bekannte Schlafforscher Jürgen Zulley von der Universität Regensburg. Die moderne Wissenschaft weiß auch nicht abschließend warum, hat aber, was die Frage nach der geeigneten Schlafmenge des Einzelnen angeht, eine denkbar einfache Antwort: «Wenn ich den ganzen Tag, abgesehen von dem ganz normalen Mittagsschlaf (der auf keinen Fall eine Stunde überschreiten sollte), leistungsfähig und fit bin, dann habe ich genug geschlafen.» Das Lebensgefühl ist somit ein verlässlicher Gradmesser am Tag, ob die Schlafquantität und vor allem die Qualität die individuell richtige war!

In einem für mein eigenes ärztliches Denken sehr wichtigen Vortrag vom 7.4.1920 («Die Hygiene als soziale Frage») innerhalb des ersten Kurses für Ärzte sprach Rudolf Steiner u. a. über die hygienische Bedeutung von Wachen und Schlafen und die sieben Stunden als ideale Durchschnittszahl für den Menschen. Auch wie wichtig es sei, die richtigen sozialen Bedingungen für «Eulen» und «Lerchen» zu schaffen, da ja Schlafen und Wachen so «intensiv mit dem Persönlichsten des Menschenlebens zusammenhängen». Ein vertieftes Verständnis vom Menschen selbst sei nötig, um die gesundheitlichen und gesellschaftlichen Konsequenzen für eine wirksame Krankheitsprophylaxe und eines guten sozialen Miteinanders wirksamer zu handhaben. In dieser Hinsicht wurde von ihm ein wichtiger Zusammenhang von Schlaf und Infektionsbereitschaft erläutert: «Dasjenige, was im menschlichen Organismus während des Schlafes geschieht, ist etwas, was, wenn es zum Beispiel im Überflusse geschieht, im hohen Grade für sogenannte epidemische Krankheiten prädisponiert. Menschen, die sich durch einen zu langen Schlaf Prozesse im Organismus bereiten, die nicht da sein sollten, weil der

Schlaf nicht so lange das Wachleben unterbrechen sollte, die sind in ganz anderer Weise für epidemische Krankheiten prädisponiert, und die stellen sich auch in Epidemien in einer ganz anderen Weise hinein.»[40]

Wie aber gewöhnt man sich in Zeiten der Epidemien das zu lange Schlafen (das «Überschlafen») ab und wer sagt einem denn, ob man zu lange oder zu kurz schläft? Soll man etwa, wenn man normalerweise gegen 23 Uhr zu Bett geht, noch ein bis zwei Stunden auf dem Sofa verdösen, um den Schlaf zu verkürzen? Warum disponiert denn überhaupt das zu lange Schlafen, in dem wir uns ja, leiblich gesehen, mehr in einer vegetativen Situation befinden, wo die aufbauenden Stoffwechselwirkungen vorherrschen, zu ansteckenden Krankheiten oder kann es unser Immunsystem schwächen?

Wachen und Schlafen regulieren das Verhältnis der oberen, bewussten Nerven-Sinnestätigkeiten zu den unteren unbewussten Stoffwechsel-Aufbautätigkeiten. Bewusstsein ist von der leiblichen Seite her gesehen immer mit Abbautätigkeit, psychisch gesehen dagegen mit Stärkung der Ich- und mit Kontrolle über unsere Stoffwechsel-Bewegungs-Organisation identisch. Das heißt, wir können bewusst bestimmte leibliche Vorgänge beeinflussen, wie das beispielsweise beim sogenannten «autogenen Training» und anderen Methoden bekannt ist. Vegetatives wird somit im Wachzustand zurückgedrängt, ja abgelähmt.

146

In der unteren Sphäre des Organismus, dem Stoffwechsel, dominieren dagegen die vegetativen Aufbaukräfte mithilfe verschiedenster Kleinlebewesen der innerleiblichen «Flora und Fauna», den verschiedensten physiologischen Bakterienstämmen, die in ihrer Ausbreitungstendenz von den oberen, ablähmenden Tätigkeiten immer in Schach gehalten werden müssen. Schlaf beinhaltet stets eine Schwächung der oberen Bewusstseinskräfte, da Ich und Seele den Leib verlassen und mit den nächtlichen Aufbautätigkeiten generell fremdes Leben ungehindert wuchern kann. Dass bei längerem Schlafen die untere Sphäre zu dominieren beginnt, kennen wir von der sogenannten «Wochenendmigräne» oder vom Ferienbeginn, wenn wir vom Alltagsstress loslassen, viel länger schlafen als gewöhnlich, aus dem gewohnten Alltagsrhythmus fallen und plötzlich eine Erkältung oder andere Unpässlichkeiten aus heiterem Himmel auftauchen. Die Konsequenz, von Steiner als «kürzeres Schlafen» bezeichnet, wäre also eine Stärkung des aktiven Bewusstseins während des Tages. Eine vermehrte geistige Betätigung, ein wirklich wirksames Mittel, sich das zu lange Schlafen abzugewöhnen, sei, «wenn man geisteswissenschaftliche Wahrheiten aufnehmen kann, ohne dabei einzuschlafen».[41]

Die Eigenaktivität bzw. die innere Seelenstärke ist gefragt, die nicht nur erfrischende Kräfte am Tag bildet, sondern auch das ein wenig schon vorwegnimmt, was in der

Nacht an geistigem Einfluss sowieso passiert und somit den richtigen individuellen Instinkt für die Schlaflänge erzeugt. Hat man sich schon «unten» mit der richtigen Speise versorgt, so braucht man «oben» nicht mehr so lange anzustehen … Ich kann das aus eigener Erfahrung bestätigen, gerade in den Zeiten, in denen ich selbst schöpferisch wissenschaftliche oder geisteswissenschaftliche Themen bearbeite und sich dadurch nicht nur der Schlaf verkürzt und intensiver wird, sondern sogar das Hungergefühl nachlässt! Es ist wieder einmal nicht ein Entweder-oder, sondern – je nach der Situation – ein Sowohl-als-auch. Denn schwächt sich die Infektionsbereitschaft durch weniger und gesünderen Schlaf ab, so müssen wir während der Krankheit und in der Erholungsphase umso länger schlafen!

Erwähnen möchte ich an dieser Stelle noch eine wichtige Tatsache, die sich auf die Mitte der Nacht und damit auf unser allmählich sich lockerndes Bewusstsein bezieht. Die mitternächtliche Stunde stellt ja eine gewisse Schwelle zwischen Wachen und Schlafen dar. Es ist in der Mythologie und in der alten Volksweisheit die Stunde der Gespenster und Geister, über die wir vielleicht in unserem aufgeklärten Zeitalter schmunzeln mögen. Sie ist gleichzeitig auch der Höhepunkt der Nacht und der Wendepunkt, wo zwei Tage, der vergangene und der kommende, sich ablösen. Man dachte sich früher die Mitternacht als die Zeit der intensivsten Finsternis, die den Menschen in seiner seelischen Kontrollfähigkeit lockert, ihn in tiefste Bewusstseinsdämmerung hüllt («umnachtet») und somit für Zaubermächte besonders beeinflussbar macht. Unzählige Gebräuche in fast allen Völkern beziehen sich auf die «Geisterstunde», die von Mitternacht bis 1 Uhr morgens reicht.[42]

Es können deshalb um diese Zeit herum Dinge aus unserem Unterbewusstsein auftauchen, die uns dann fremdbestimmen, da wir ja nicht mehr «Herr im Hause» sind. Deshalb müssen Entschlüsse, die zur späten Stunde – oft weit nach Mitternacht – zustande kommen, sehr kritisch ins Auge gefasst werden.[43]

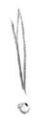

Herbert Hahn kolportiert in seinen Erinnerungen eine solche Tatsache: «In diesem Zusammenhang mag noch erwähnt werden, dass Rudolf Steiner in Sonderheit vor allen *Entschlüssen* warnte, die *nach Mitternacht* gefasst werden. Namenlose Übel in der Weltpolitik seien aus solchen nächtlichen Konferenzbeschlüssen hervorgegangen. Er illustrierte das am Beispiel des Ersten Weltkrieges. Alle Entschlüsse, die zu dieser Weltkatastrophe führten, erfolgten bezeichnenderweise nach Mitternacht.»[44]

Ein sehr einprägsames Beispiel ist aus der Frühzeit der Oktoberrevolution in Russland überliefert: «Wann wurde Lenin zum Massenmörder? Zweifellos liegt der Terror in der Konsequenz des gesamten Leninschen Denkens.

Doch es war ursprünglich ein rein gedanklicher Terrorismus. Vor dem 26. Oktober 1917, der vergleichsweise unblutig verläuft, hatte er keinen einzigen Menschen auf dem Gewissen. Trotzki berichtet von einer gespenstischen Szene. Kurz nach der Machtergreifung findet sich das Zentralkomitee in einem verräucherten Zimmer des Smolny ein – graugrüne, übernächtigte Gesichter, entzündete Augen und schmutzige Kragen. Die Anordnungen werden wie im Schlafe erteilt, in den Worten, meint Trotzki, ‹war etwas Somnambulisches, Mondsüchtiges›. Schließlich bemerkt Lenin zu Trotzki: ‹Wissen Sie, gleich nach den Verfolgungen und der Illegalität zur Macht ...› Dann fährt er in deutscher Sprache fort: ‹Es schwindelt› und bekreuzigt sich. Wer die Bluttaten ins Auge fasst, die von nun an durch Lenin, Trotzki nicht zu vergessen, ins Werk gesetzt werden, tut gut, sich diese psychologischen Voraussetzungen in Erinnerung zu rufen. Beides ist anfangs irgendwie unwirklich: die Gewaltfantasien und die Möglichkeit zu weiträumigen, politisch motivierten Massenmorden.»[45]

An diesem Beispiel wird klar, welchen Einflüsterungen Menschen unterliegen können, wenn sie übermüdet nicht mehr alle ihre Sinne zusammenhalten können.

Aber es können auch positive Eingebungen im Dämmerzustand geschehen, wie mir ein verstorbener Freund, der Biochemiker war, einmal berichtete. Er war jahrelang auf der Suche, eine in der Thymusdrüse in geringen

Beispiel für

Dosen auftretende hormonähnliche Substanz, ein Steroid, zu synthetisieren, um es in der Krebstherapie einzusetzen. Aber der Erfolg blieb aus. Bis er eines Nachts übermüdet aus seinem Privatlabor kam und sich ins Bett legte. Doch bevor er einschlief, sah er zu seinem Erstaunen seinen verstorbenen Großvater an seinem Bett stehen, der ihm zunickte und ihn fragte, ob er die Versuche denn nicht in der und der Reihenfolge machen wolle. Der Freund sprang aus dem Bette auf und notierte sich schnell die Formeln. Am nächsten Morgen begann er nach dem nächtlich aufgeschriebenen Konzept zu experimentieren, und siehe da – das war die Lösung!

Es gibt jedoch noch ein wichtiges Geheimnis unseres Schlafes, das scheinbar paradox klingt und auch im Volksmund bekannt ist: «Den Seinen gibt's der Herr im Schlaf.» An den genannten Beispielen wird deutlich, dass dies wohl in früheren Zeiten, wo die Menschen noch näher mit den geistigen Welten verbunden waren, noch seine Richtigkeit hatte. Für die heutige Zeit muss jedoch sehr kritisch hinterfragt werden, ob diese Regel noch gültig ist und nicht ganz andere Inspirationen dem Menschen in der Nacht gegeben werden können.

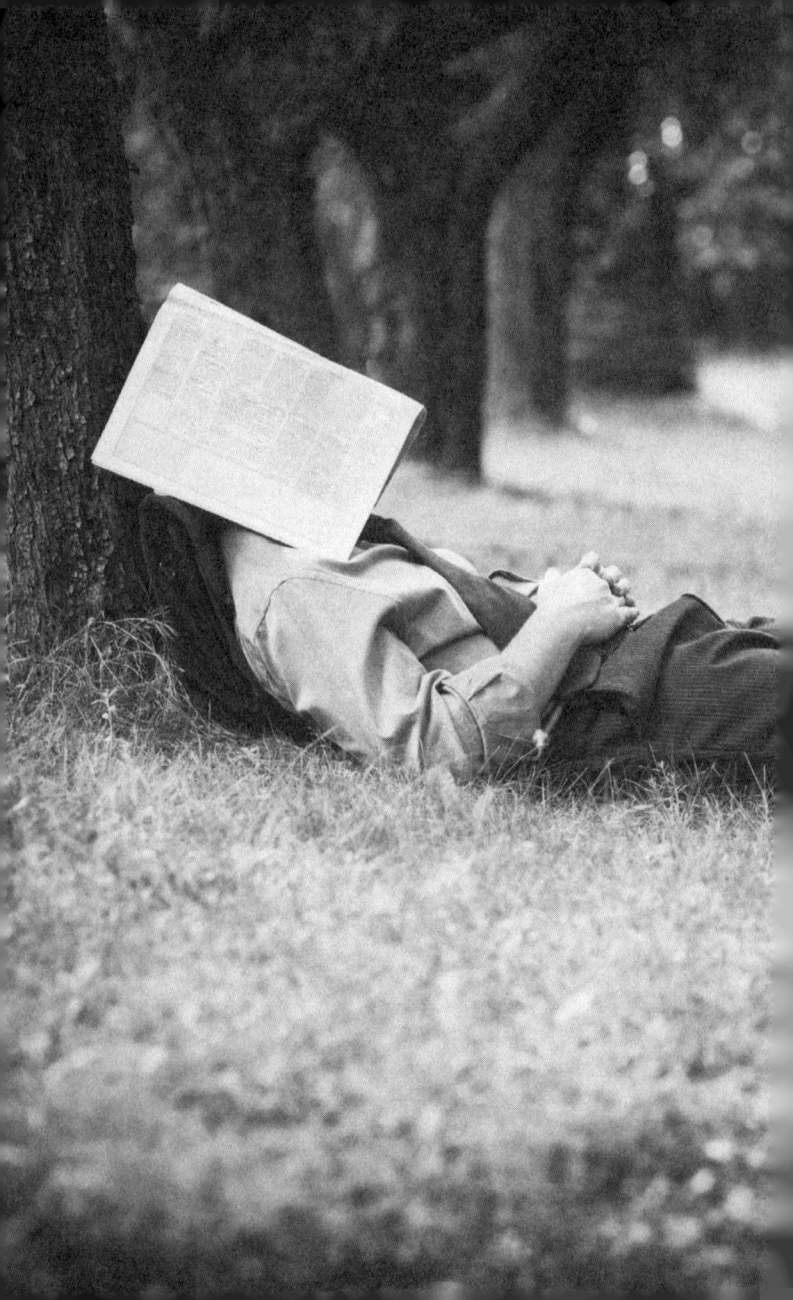

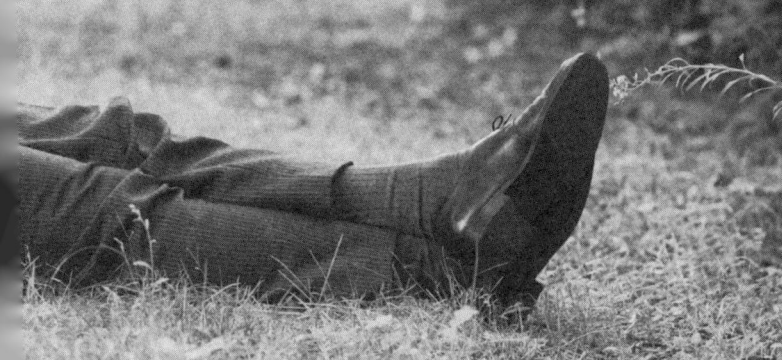

Schlafstörungen
und ihre Behandlung

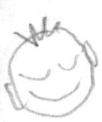

Der starke Kaffee
Der Mensch, der viel Kaffee getrunken,
Ist nachts in keinen Schlaf gesunken.
Nun muss er zwischen Tod und Leben
Hoch überm Schlummerabgrund schweben
Und sich mit flatterflinken Nerven
Von einer Angst zur andern werfen
Und wie ein Affe auf dem schwanken
Gezweige turnen der Gedanken,
Muss über die geheimsten Wurzeln
Des vielverschlung'nen Daseins purzeln
Und hat verlaufen sich alsbald
Im höllischen Gehirn-Urwald.
In einer Schlucht von tausend Dämpfen
Muss er mit Spukgestalten kämpfen.
Muss, von Gespenstern blöd geäfft,
An Weiber, Schule, Krieg, Geschäft
In tollster Überblendung denken
Und kann sich nicht ins Nichts versenken.
Der Mensch in selber Nacht beschließt,
Dass er Kaffee nie mehr genießt.
Doch ist vergessen alles Weh
Am anderen Morgen – beim Kaffee.

Eugen Roth[46]

Wer von uns hätte sie nicht gekannt, die schlaflosen Nächte, die nicht vergehen wollten, aber doch rückblickend notwendig waren, um einmal ganz ungestört zu fruchtbaren Einsichten im Leben zu gelangen? Zum wunderbaren Text von Eugen Roth ist zu ergänzen, dass ein Espresso, der übrigens weniger Koffein beinhaltet als ein gewöhnlicher Kaffee, durchaus nach einer schweren Mahlzeit eine schlaffördernde Wirkung haben kann, da er die Durchblutung und damit die Sauerstoffmenge im Gehirn fördert, die der Mensch braucht, um gut einschlafen zu können. Man sollte aber nach seinem abendlichen Genuss mit dem Zubettgehen nicht zu lange warten. Koffein fördert somit nicht nur die «Logik in der Verdauung», also die Ausscheidungen, sondern auch die Logik der Gedanken. Seine negative Seite kann jedoch sein, dass man nicht mehr von seinen Gedanken loskommt, obwohl der Körper müde ist. Die Homöopathie nennt das eine zu starke Kopfwachheit mit «reichlichem Gedankenzustrom» und gibt bei dieser Symptomatik als Antidot eine höhere Potenz von Kaffee, nämlich Coffea D30.

Nach übereinstimmenden Untersuchungen haben Einschlaf- und Durchschlafstörungen in unserer durch Stress und Nervosität geprägten Zeit, der sogenannten «ruhelosen Gesellschaft», mit ihrer Überschwemmung von Sinneseindrücken («Bilderfettsucht») und mit ihrer

«Verwahrlosung der biologischen Rhythmen» auch bei Kindern und Jugendlichen rapide zugenommen.

Wachen und Schlafen sind aber rhythmische Ereignisse, die einander bedingen, und somit ist bei Schlafstörungen immer auch die Tagesaktivität zu berücksichtigen. Es scheint so zu sein, als ob sich die abbauenden Kräfte schon der Nacht bemächtigt haben, da bei einigen Untersuchten die Hirnströme sogar in der Nacht «hyperaktiv» waren und der Wert des Stresshormons Cortisol teilweise bedrohlich erhöht war. Bedingt durch mancherlei Faktoren wie Übergewicht, häufigen Schlafentzug, abendlich starken Alkoholkonsum und Tablettenmissbrauch werden Schlafstörungen wie beispielsweise Atemaussetzer (Apnoe) in der Nacht noch zusätzlich verstärkt. Wir erleben häufig auch zuckende, unruhige Beine (Restless-Legs-Syndrom), die sogar nachts weiterlaufen wollen, oder ein kurzfristiges Einschlafen während des Tages (Narkolepsie) als gravierende Folgen unseres heutigen Lebensstils.

Kein Wunder, dass im «Zeitalter der Nervosität» der Mensch keine Ruhe mehr findet, da er tagsüber gänzlich überfordert ist, sodass er sich im Schlaf nicht richtig von den Alltagsproblemen lösen kann. Wenn wir bedenken, dass Appetitzügler, Schwarztee und Kaffee in rauen Mengen konsumiert werden, aber auch Fernsehen und Radio schon die Schlafzimmer erobert haben, die mit ihrer Elektronik unser Nervensystem aufputschen und überfordern, so sind die negativen Folgen für die Nacht nicht verwunderlich.

Es muss also an die Vernunft des Einzelnen appelliert werden, seinen persönlichen Lebensstil zu hinterfragen und ihn im Sinne einer modernen Gesundheitslehre (Salutogenese) grundsätzlich ändern zu wollen und nicht sofort bei der geringsten Störung (die oft selbstverschuldet ist) zu Aufputsch- oder Beruhigungsmitteln zu greifen. Denn ein Medikament allein ist nur das «Salz in der Suppe». Die «Suppe» selbst muss aus anderen Materialien «gebraut» werden. Wie es in der alt-indischen, der ayurvedischen Medizin heißt, steht bei der Heilung/ Linderung einer Erkrankung an erster Stelle die Änderung des Bewusstseins, an zweiter Stelle die Ernährung und erst an letzter Stelle das entsprechende Medikament. Schlaflabor bzw. Schlafschule sind dann die allerletzte Möglichkeit, um eine grundsätzliche Wende im Lebensstil zu vollziehen. Es braucht heute also dringend den *autonomen Menschen*, der im Sinne der alten Diätetik sich als ein noch Gesunder so verhält, dass er nicht krank zu werden braucht.

Im Zusammenhang eines Buches können natürlich nur allgemeine Ratschläge gegeben werden, da jede Art von Schlaflosigkeit zu individuell ist und erst einmal organische und/oder seelische Befunde abgeklärt werden müssen. Es gilt aber der zuvor formulierte Grundsatz: Zuerst kommt die Veränderung des Lebensstils, dann bei Bedarf das entsprechende Medikament!

Eine Hilfe ist es, beim Schlafengehen einen individuellen Rhythmus zu finden, indem man sich vornimmt, zu einer möglichst gleichen Zeit zu Bett zu gehen, um dem Organismus eine gewisse Harmonisierung zu verschaffen und den Tag auch wirklich hinter sich zu lassen. Am Tag sollte man so viel Licht und Bewegung tanken, wie es nur geht, das Schlafzimmer aber möglichst abdunkeln und keine elektrischen Geräte leuchten lassen. Im Dunkeln wird von der Zirbeldrüse (Epiphyse) ein Hormon gebildet, das Melatonin, das nicht nur schlaffördernd wirkt, sondern auch andere Hormone wie beispielsweise das Östrogen beeinflusst. Man weiß durch Untersuchungen bei Schichtarbeitern, dass durch die berufsbedingten Verschiebungen der Biorhythmen große Gesundheitsprobleme entstehen können, die auch den Krebs nicht ausnehmen. «Schichtarbeiter leiden häufiger als andere Arbeitnehmer an Magen-Darm-Erkrankungen oder Herz-Kreislauf-Störungen, neigen zu Übergewicht, Diabetes oder Depressionen. Schichtarbeitende Frauen haben ein erhöhtes Risiko, an Brustkrebs zu erkranken.»[47]

Warum ist es denn so günstig, abgesehen von der Hormonbildung, im Dunkeln zu schlafen und sich nicht durch Licht- oder auch akustische Reize, selbst wenn sie unbewusst sind, stören zu lassen? Die vom Schläfer nicht

bewusst wahrgenommenen äußeren Irritationen beeinflussen Blutdruck und die Herz-Kreislauf-Funktion ausgesprochen negativ und korrumpieren so das organische
und seelisch-geistige Geschehen in der Nacht. In diesem
Zusammenhang ist eine Bemerkung Rudolf Steiners nicht
nur bedenkenswert, sondern zudem höchst aktuell. Da
er ja längere Zeit in Berlin gelebt hatte, boten ihm seine
eigenen Erfahrungen ausreichend Material, um eine Antwort darauf zu formulieren, welche Einflüsse er in Groß-
städten als am «demoralisierendsten» wahrnahm. Ernst
Lehrs berichtete darüber, was ihm ein Freund von diesem
Gespräch mitgeteilt hat:

«Da habe er (Steiner) gefunden, dass es dort gewesen
sei, wo die Straßenbahn zwischen den Mietshäusern hin-
durchgefahren sei und die Schlafzimmer der Bewohner
dorthinaus gingen. Wenn dann noch zu ihrer Schlafens-
zeit alle paar Minuten ein solcher Zug vorbeifuhr, das
Licht aus den Abteilen der Züge durch die Fenster fiel und
über die Schlafenden hinwegstrich, dann habe das seiner
okkulten Beobachtung nach die stärkste demoralisierende
Wirkung auf die Menschen gehabt.»[48]

Ausgehend von dem bereits Dargestellten, muss es sich
hauptsächlich darum handeln, dass das Seelisch-Geistige
durch diese wiederkehrenden «Belichtungen» (egal, ob
Autos, Leuchtreklamen, Leuchttürme oder eben Straßen-
bahnen) immer wieder aus der Tiefschlafphase künstlich

an die Oberfläche geholt wird und dadurch die aufbauenden und auch die moralbildenden Kräfte, die ja nur während der Nacht einwirken können, mangelhaft zur Geltung kommen. Man muss somit sogar – wenn auch vielleicht etwas drastisch formuliert – von einer «vergiftenden» Wirkung des Lichts in der Nacht sprechen. Das Wegbleiben äußerer Eindrücke, besonders aber durch die Augen, ist ja Grundvoraussetzung dafür, dass man ein- und durchschlafen kann.

Da die Körpertemperatur abends sinkt und in der Nacht ihr Minimum erreicht (was ein untrügliches Zeichen dafür ist, dass unsere Ich-Organisation, die in der Wärme lebt, den Leib langsam verlassen möchte), so ist auch ein zu warmes Schlafzimmer nicht günstig. Es wurde beobachtet, dass ein Mensch umso besser schläft, je näher er an seinem Temperatur-Minimum zu Bett geht. Also eher etwas kühler als zu warm im Schlafzimmer! Das betrifft aber bei Leibe nicht die kalten Füße! Kälte gehört immer zu den abbauenden Kräften im Menschen, weswegen wir auch bei intensiver intellektueller Kopfarbeit leichter frieren und kalte Hände und Füße bekommen, wogegen Bewegung und Begeisterung uns bis in Hände und Füße durchwärmen. Auch ein Liebesgefühl, das ja Ausdruck von Hingabe ist, durchwärmt uns. Schlafen-Wollen ist ohne Vertrauen bzw. Hingabe an die Nacht nicht möglich. Zu viel Kopftätigkeit und zu wenig Bewegung fördern Kreislaufstörungen und damit kalte Hände und Füße. Deshalb sind warme, in der Temperatur ansteigende Fußbäder, z. B. mit Lavendel, vor dem Schlafengehen sehr wirksam. Sind die Füße einmal warm, so löst sich die festgehakte Seele auch aus dem Kopf! Wie man es mit dem geschlossenen oder geöffneten Fenster in der Nacht hält, ist eine sehr individuelle Sache. Bei allem sollte man trotzdem nicht vergessen, sich durch eine entsprechende Nachtkleidung eine Hülle zu geben!

Ein sehr wichtiges Thema ist auch das abendliche Essen. Wer nicht eine «italienische» Leber besitzt, sollte keine zu späten Mahlzeiten zu sich nehmen, die in der Nacht das Stoffwechselsystem zu sehr überbelasten. Es gibt einen Zusammenhang zwischen Darm- und Gehirnsystem. Das Gehirn, das nachts unter kosmischen Einfluss gerät, wird dann, wenn die aufbauenden Stoffwechseltätigkeiten in der Nacht dominieren, durch eine zu massiv irdische Nahrung beschwert und zum Teil abgelähmt. Gerade beim Aufwachen kann man sehr gut spüren, wie das Ungesunde der Nahrung einen dumpfen und sogar stechenden Schmerz im Kopf verursacht – ein untrügliches Barometer für die oppositionellen Kräfte der belastenden Nahrung auf unser Bewusstsein!

Ein fast klassisches Beispiel ist der abendliche Genuss von Alkohol, der als Lebergift besonders auf den Kopf wirkt und morgens das verursacht, was wir landläufig einen «Kater» nennen. Da hilft es erfahrungsgemäß sehr gut, wie auch in den oben erwähnten Fällen, die Brechnuss (Nux vomica) in homöopathischer Zubereitung zu nehmen und Leber und Galle mit Bittermitteln wie Schöllkraut, Wegwarte oder Löwenzahn zu unterstützen. Alkohol ist zwar ein recht gutes, «natürliches» Mittel zum Einschlafen, doch haben Untersuchungen eindeutig gezeigt, dass die wichtige Tiefschlafphase nicht lange genug andauert, der REM-Schlaf-Eintritt sich verkürzt, die Probanden zu früh erwachen und dann hauptsächlich in der Nachleberzeit (zwischen 4 und 6 Uhr) wach liegen, was sich so verstärken kann, dass zum Einschlafen immer mehr Alkohol benötigt wird («Rebound-Insomnie»). Das ist nicht nur von der physischen Seite her problematisch, sondern auch von der rein seelisch-geistigen. Alkohol hilft zwar zu einem erhöhten Selbstempfinden (man trinkt sich «Mut» an), stumpft aber gegen die höheren geistigen Einflüsse gerade während des Schlafens ab.

Nach jeder Nacht erlebt der Mensch jedoch bewusst oder unbewusst die Nachwirkungen der innerlichen Beziehung zur Geistigkeit und trägt somit das, was er aus seiner Tagesaktivität in die außerkörperliche Welt hineingetragen hat, als Nachklang wieder in das neue Tagesgeschehen hinein. Es gibt aus der Sicht der anthroposophisch orientierten Geisteswissenschaft auch ein Mittel des «Ruinierens der Geistigkeit». «Sie wissen, zahlreiche Menschen sehen sehr darauf, vor dem Einschlafen etwas zu erlangen, was sie die ‹Bettschwere› nennen; sie trinken so viele Gläser Bier, bis sie die nötige Bettschwere haben. Das ist ein ganz gewöhnlicher Ausdruck, der heute weit verbreitet ist gerade in der ‹Intelligenz›. Da allerdings können sich jene Kräfte nicht hineinentwickeln, von denen ich jetzt eben gesprochen habe.»[49]

Auch die seelische Seite, wenn sie in Unordnung gerät, hindert uns am guten Schlaf.

Nichts ist bekanntermaßen so schlaffördernd am Abend wie beispielsweise das Lesen eines langweiligen Buches. Interessiert uns etwas rein emotional nicht, so tritt Müdigkeit auf und der Schlaf folgt auf dem Fuß, was sogar während eines Vortrags passieren kann, wenn man nur intellektuell und nicht vom Gefühl her angesprochen wird. Es ist also ein Unterschied, ob man vor dem Schlafengehen ein trockenes Fachbuch liest oder einen spannenden Roman, der seelisch zu «fesseln» vermag.

Wird unser Gefühlsleben, das Gemüt, am Abend nicht beruhigt, tritt Reue oder eine Gemütsbetroffenheit als Nachwirkung einer seelischen Verletztheit auf oder ist sogar der Wille betroffen, indem man am Tag etwas gemacht hat, was gegen das eigene Gewissen verstoßen hat, dann ist das Ein- bzw. Durchschlafen äußerst erschwert, weil man mit dem Tag seelisch noch nicht abgeschlossen hat.

Hier kann eine Rückschau, wie sie im Kapitel «Traumzeit» erwähnt wird, eine große Hilfe sein.

Wie der Volksmund so richtig sagt, ist speziell ein gutes Gewissen «das beste Ruhekissen». Hier kommen natürlich auch wieder diejenigen Gedanken zum Tragen, dass man versuchen sollte, den Tag für sich gut abzuschließen und, wenn möglich, die Probleme des Tages nicht mit in die Nacht zu nehmen. Manchmal hilft hier ein Tagebuch, dem man seine Gedanken und Gefühle anvertraut. Es sei an dieser Stelle noch einmal erwähnt, dass eine wie auch immer geartete religiöse Grundhaltung den Übertritt in die Nachtwelt erleichtert. Es soll zudem nicht unerwähnt bleiben, dass es ein bemerkenswertes Symptom ist, dass die großen Verbrecher der Weltgeschichte Hitler, Stalin und Mao an einer chronischen Schlaflosigkeit litten und ganze Nächte mit Kinofilmen und endlosen Monologen mit ihren Paladinen zusammen verbrachten.

Die vielfältigsten medikamentösen und rein physikalischen Anwendungen sind im Lauf der Jahrhunderte angewendet worden, um dem Menschen einen guten und erholsamen Schlaf ohne große Nebenwirkungen am Tag zu verschaffen. Neben der Durchwärmung des Organismus, nicht zu spät schwere Mahlzeiten zu sich zu nehmen, den Tag harmonisch ausklingen zu lassen, was wir als «Schlafhygiene» bezeichnen könnten, sind es vor allem

Heilmittel aus dem pflanzlichen Bereich, die den Schlaf fördern können und die fast jedem gut bekannt sind: Hopfen (nicht im Bier, sondern als Pflanze!), Baldrian, Hafer, Melisse, Passionsblume, Pomeranzenblüten etc. Gegen nervöses Magendrücken hilft seit alten Zeiten die Pfefferminze oder die Kamille und bei nervösen Herzbeschwerden das Maiglöckchen und die Melisse. An dieser Stelle sei darauf hingewiesen, dass Homöopathie und Naturheilkunde keine narkotikaähnlichen Substanzen gebrauchen, sondern auf organspezifische Art und Weise die Loslösung aus dem Leib fördern. Durch moderne Untersuchungsmethoden ist es tatsächlich gelungen, herauszufinden, wie sich altbewährte Pflanzen wie Hopfen und Baldrian im Organismus verhalten. So wirkt der Hopfen im Gehirn wie das körpereigene Hormon Melatonin, welches das «Licht auslöscht», also beim Einschlafen hilft, und Baldrian fördert zusätzlich das ruhige Durchschlafen.

In der klassischen Homöopathie gibt es die verschiedensten Substanzen, die ganz individuell die entsprechenden körperlichen und psychischen Symptome behandeln: geistige Erregung und zu starke Sinneseindrücke (*Ambra*), Lampenfieber (*Gelsemium*), heftigstes Herzklopfen (*Glonoinum*), ein zu wacher Kopf bei körperlicher Müdigkeit (*Phosphorus*), unruhige und zappelige Beine (*Zincum valerianicum* und bestimmte andere anthroposophische Heilmittel) etc.[50]

Ein spezielles Problem sind die chemischen Schlaf- und Beruhigungsmittel. Was früher die Barbiturate waren, sind heute die Benzodiazepine, wovon das Valium das wohl bekannteste ist. Chemische Schlafmittel gehören weltweit zu den meistgebrauchten Medikamenten überhaupt. Sie verkürzen aber die REM-Phasen und reduzieren den wichtigen Tiefschlaf. Beim Absetzen des Medikaments kann es zu einer Verschlechterung des Schlafs kommen, als ob das Gehirn nach dem plötzlichen Absetzen mit Entzugserscheinungen reagiert («Rebound-Insomnie»). Das hat zur Folge, dass Patienten dann wieder zu mehr Schlafmitteln greifen und damit ein Teufelskreis beginnt. Das heißt aber nicht, dass man in bestimmten Situationen, um Schlimmeres zu vermeiden, nicht kurzfristig zu solchen Mitteln greifen sollte. «Benzodiazepine sind out. Einzig in palliativen Situationen sind sie ein gutes Mittel zur Linderung von Ängsten und zur Beruhigung.»[51]

Wenn man aber über längere Zeit mit aus der Petrochemie stammenden chemischen Substanzen ein «mineralisches Phantom» erzeugt, das die Organe in einen pharmakologischen «Glassarg» einschließt, entsteht ein berechtigter Zweifel daran, ob man dann so ohne Weiteres das Seelische zur Aktivität anregen kann. Aber sogar bei längerem Gebrauch von Schlafmitteln und den entsprechenden Verhärtungen des Organismus kann man mit anthroposophischen Mitteln versuchen, den Körper wieder für die Lebens- und Seelenkräfte transparenter zu machen. Im Alter, wenn die Schlaflosigkeit wegen der mangelhafter werdenden Hirndurchblutung fast schon «physiologisch» ist, kann ein von Rudolf Steiner entwickeltes Präparat (Scleron), das die Sklerotisierungstendenz im Organismus aufhält und das Hirn besser durchblutet, sehr hilfreich sein.

Jeder Tag und jede Nacht sind eine individuell bewusste und unbewusste Herausforderung an unseren Leib, unsere Seele und unser Ich, den Wechsel vom Wachen zum Schlafen und umgekehrt vom Schlafen wieder in den Tag richtig zu vollziehen. Kein Wunder, dass Goethe im fünften Akt seines Schauspiels *Stella* die Protagonistin sagen lässt: «Fülle der Nacht, umgib mich! Fasse mich! Leite mich!»

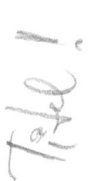

Denn dass wir von dieser uns weitgehend unbekannten «anderen» Seite, die aber so entscheidend für unser ganzes Leben ist, Hilfe brauchen, scheint mir mehr als selbstverständlich, will man Menschsein nicht nur auf den Tag beziehen, sondern auch auf die Nacht, die ja nach Nietzsches Worten «tiefer ist, als der Tag gedacht!».

Der Mensch
und die Ideale

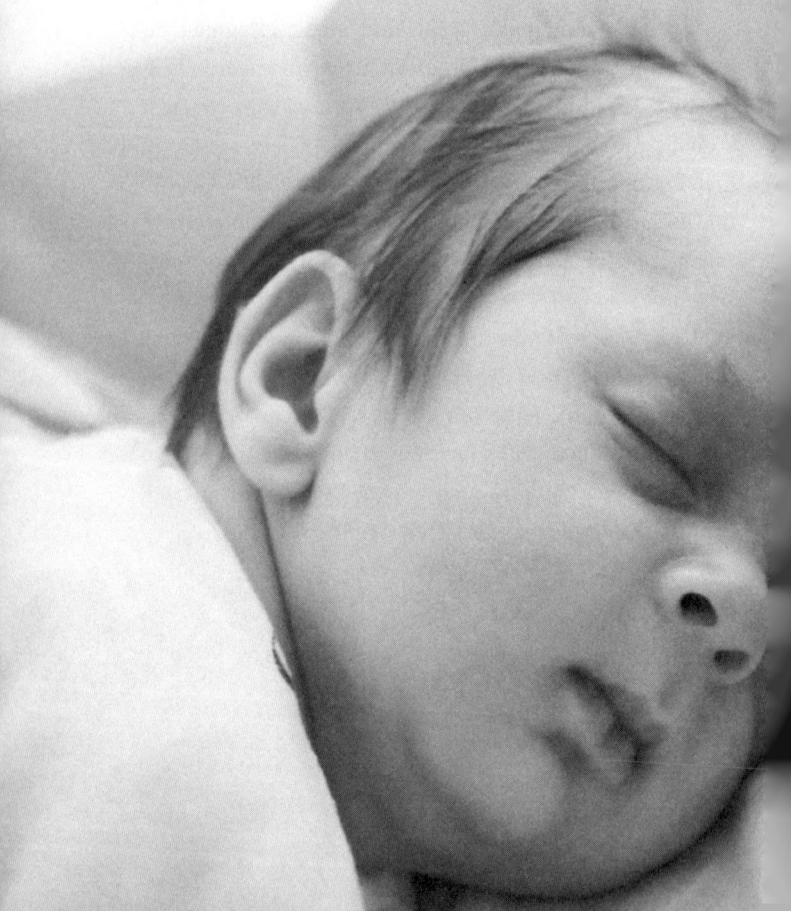

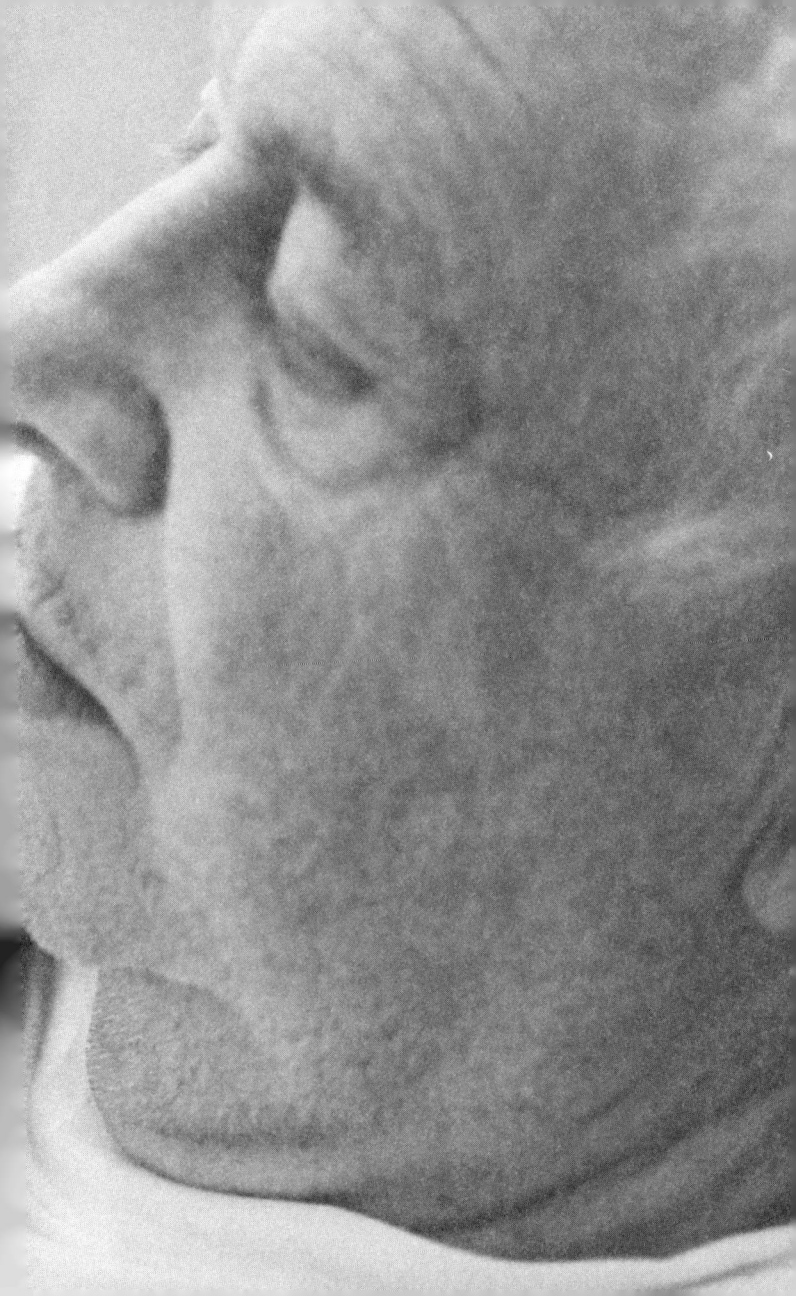

S. hierzu
Seite 181

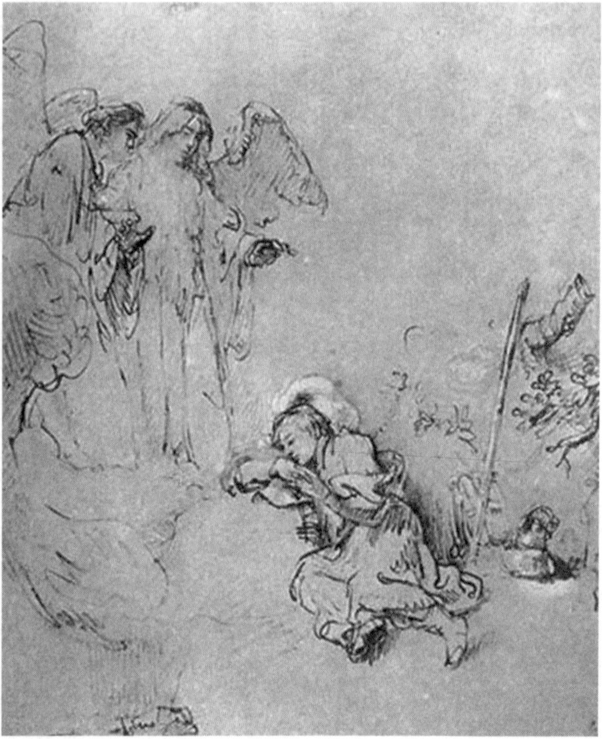

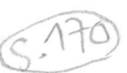

Rembrandt Harmensz van Rijn (1606 – 1669).
«Jakobs Traum», um 1640/45,
Feder- und Pinselzeichnung, 25 x 20,8 cm

S. 170

«Das Problem, wie der Welt ursprüngliche und ewige Schönheit wiederzugeben sei, wird durch die Befreiung der Seele gelöst. Der Verfall oder die Leere, die wir sehen, wenn wir auf die Natur blicken, liegt in unserem eigenen Auge. Die Achse des Sehens fällt nicht mit der Achse der Dinge zusammen, und darum erscheinen sie als nicht durchscheinend, sondern als undurchsichtig. Der Grund, warum der Welt die Einheit mangelt und sie zerbrochen und in Trümmern daliegt, ist der, dass der Mensch mit sich uneins ist. Er vermag nicht ein Naturforscher zu werden, als dass er alle Forderungen des Geistes erfüllt. Liebe ist ebenso eine Forderung wie die Wahrnehmung. In der Tat kann die eine ohne die andere nicht vollkommen sein. In der höchsten Bedeutung der Worte ist das Denken andachtsvoll und Andacht ist Denken. Tiefe ruft nach Tiefe. Aber im gegenwärtigen Leben ist diese Hochzeit noch nicht gefeiert. Es gibt unschuldige Menschen, die Gott nach der Tradition ihrer Väter verehren, ihr Pflichtgefühl aber hat sich noch nicht auf die Anwendung all ihrer Fähigkeiten erstreckt. Und es gibt geduldige Naturforscher, die aber ihren Gegenstand in der Winterkälte des Verstandes einfrieren lassen. Ist denn nicht auch das Gebet ein Streben nach Wahrheit – ein Ausbruch der Seele in das ungefundene Unendliche? Kein Mensch hat jemals von Herzen gebetet, ohne etwas zu lernen. Aber wenn ein aufrichtiger Denker entschlossen ist, jedes Objekt von persönlichen Beziehungen zu trennen und es im Lichte des Denkens zu sehen, dann wird er zur gleichen Zeit die Wissenschaft mit dem Feuer der heiligsten Begeisterung entzünden, wird Gott erneut in die Schöpfung eintreten.» Ralph Waldo Emerson,[*] *Geist*[52]

Der Gedanke der Höherentwicklung bzw. Veredelung ist seit Jahrtausenden einer der fundamentalsten Gedanken in der Menschheitsgeschichte. Da er alle Lebensgebiete von der physischen Nahrung bis in die höchsten kulturellen, religiösen und geisteswissenschaftlichen Gebiete betrifft, kann man sich ihn nicht oft genug vor die Seele stellen: Wie kann und soll aus Natur Kultur werden? Was wäre denn die relativ geschmacksneutrale Kaffeebohne am Strauch, wenn der Mensch sie nicht veredeln, d.h. rösten würde? Was würde aus den Gräsern geworden sein, hätte der Mensch sie nicht in vielfältigster Weise zu Getreide herangezüchtet, ganz zu schweigen von den wilden Tieren, die sich über die Jahrhunderte zu treuen, zahmen Hausgenossen entwickelt haben? Aber auch der Charakter des Menschen unterliegt diesem Prozess durch Erziehung

[*] Emerson lebte von 1803 bis 1882 im US-amerikanischen Staat Massachusetts als unitarischer Pastor, Philosoph und Schriftsteller und wird manchmal auch wegen seiner universellen Ansichten der «Goethe Amerikas» genannt. Er schrieb das Buch *Natur,* dem dieses Zitat entstammt, mit 33 Jahren.

172

genauso wie durch Selbsterziehung. In seiner Biografie *Friedrich Schiller: oder Die Erfindung des deutschen Idealismus* hat der Berliner Philosoph und Schriftsteller Rüdiger Safranski sogar die Kraft der Ideale über die vergängliche Leiblichkeit des Menschen gestellt: «Idealismus ist, wenn man mit der Kraft der Begeisterung länger lebt, als es der Körper erlaubt.»[53]

Der Mensch ist also in der Lage, über sich und seine biologische Bestimmung hinauszuwachsen und das zu vollziehen, was Jean-Paul Sartre und auch Friedrich Nietzsche fast mit ähnlichen Worten formuliert haben: etwas aus dem zu machen, wozu man gemacht wurde, oder das zu werden, was man ist.

An dieser Stelle kann die Frage gestellt werden, was wir selbst dazu beitragen können, um nicht nur für uns etwas zu erreichen, sondern auch gleichzeitig in das Zeitgeschehen selbst, in dem wir leben, Ideen und Ideale hineinzutragen, die die Qualität der Welt zu steigern vermögen!?

Aber was sind Ideale? Ideale sind Ideen mit *Willenscharakter*! Erst wenn eine Idee mit der nötigen individuellen Willenssubstanz «geimpft» wird, nimmt sie auf der Erde Gestalt an und kann etwas verändern. Die Idee selbst ist also etwas «Übermenschliches», das auf die Erde durch den denkenden Menschen heruntergeholt oder aus den Dingen herausgeholt werden muss! An dieser Stelle sei gesagt, dass es selbstverständlich wie bei allen höheren Dingen immer auch einen Missbrauch geben kann, wie wir dies in der Geschichte mit den Perversionen von großen Ideen und Idealen mannigfach erlebt haben, die dann zu zerstörerischen Ideologien und Dogmen verkümmerten. Eine Möglichkeit, sich vor diesen Abirrungen zu schützen, ist die, dass man nach dem Motto zu leben versucht, das Rudolf Steiner in seiner *Philosophie der Freiheit* so formuliert hat: «Wer sich nicht einer Idee erlebend *gegenüberstellen* kann, gerät unter ihre Knechtschaft.»[54] Alle die mir bekannten «Monster» in der Weltgeschichte, die sogenannten «Ideenträger», haben gegen diesen Grundsatz verstoßen, indem sie meinten, dass sie als «Übermenschen» die «reine Idee» verkörperten!

Was in der unorganischen Welt das Naturgesetz ist, ist in der Menschenwelt und ihrer Geschichte die immanente Idee. Die äußerlich ablaufende Geschichte wird aber nur von den Ideen einzelner Individuen bestimmt! Die antike Philosophie ging von der festen Annahme aus, dass eine Idee (Gesetz) alle Tatsachen bestimmt und dass man mit ihr, wenn sie einmal erkannt ist, sogar Möglichkeiten hat, gewisse Phänomene vorauszusagen. Öffnet sich der Mensch den Weltideen, indem er neben der äußerlichen Wahrnehmung auch die Liebe zu einer Sache hinzufügt, dann kann er sie durch Eingebung (Intuition) erfassen.

Das an den Beginn des Kapitels gestellte Zitat von Emerson zeigt in klarer und doch poetischer Weise das menschliche Streben nach Idealen – und es zeigt noch mehr. Das aus der Tradition Überlieferte erwärmt zwar das Gemüt, wird uns in der Frage der Erkenntnis aber nicht viel weiterhelfen können. Schauen wir uns dagegen die Wissenschaft an, so müssen wir konstatieren, dass deren Forscher zumeist «Frostschäden an ihrer Seele» bekommen, indem sie die Gegenstände in der «Winterkälte ihres Verstandes» haben einfrieren lassen, was gewöhnlich als «objektiv» bezeichnet wird. Im Gebet wenden wir uns zwar an etwas Höheres – manche nennen es die «ewige Idee» oder «Gott» –, verändern dadurch auch im Lauf der Jahre unser Empfinden und werden demütiger als vorher, wenn uns die unermessliche Weisheit der Schöpfung bewusst wird. Aber Emerson macht uns noch auf einen anderen Weg aufmerksam, indem er zwei wichtige Grundbedingungen des Erkennens vor uns hinstellt: Wir müssen als Erkennende, die zunächst einmal von den Gegenständen selbst getrennt sind und somit den Bruch zwischen unserem Wesen und der Welt schmerzlich erleben, die Anforderungen des objektiven, den Dingen immanenten Geistes (Idee) zu erfüllen versuchen, indem wir in die Wahrnehmung (Erfahrung) die Fähigkeit der Andacht, der Liebe zum betrachtenden Gegenstand hineinfließen lassen. Ganz im Sinne der alten griechischen Philosophie: erst einmal mit dem Staunen bzw. Fragen beginnen. Das richtige Fragen erlernt man aber nur, wenn man größere

Zusammenhänge, also Ideen, zu verstehen versucht. Sonst bleibt man bei Einzelergebnissen hängen, die immer an eine Erkenntnisgrenze stoßen und den inneren Zusammenhalt vermissen lassen.

Das scheint mir einer von Emersons zentralsten Anliegen zu sein: das zu Erforschende von aller persönlichen Eitelkeit, Theorie und Vorurteilen zu trennen und es im Licht des objektiven Gedankens sehen zu wollen. Man könnte es eine zu erwerbende Fähigkeit des «An-Denkens», eines dem Gegenstand angemessenen Denkens, nennen, das einen anderen Charakter annehmen muss, sobald man beispielsweise von der anorganischen in die organische Welt mit ihren ganz anderen Gesetzmäßigkeiten kommt – mehr noch, denn wenn man die Seele bzw. den Menschen als eine komplexe Individualität zu erfassen versucht.

An dieser Stelle möchte ich, wenn es um ein dem Gegenstand angemessenes Erkennen geht, Goethe und Schiller anführen, die weit über ihr poetisches Schaffen hinaus die «Gegenstände» von Natur, Mensch und Historie im Licht wirkender Ideen erkannt haben. Sie könnten Inspiratoren sein, die Welt und die Ereignisse in der Menschheitsgeschichte im Sinne eines permanent wirkenden Ideenstroms anzuschauen. Sie und die idealistischen Philosophen wie Fichte, Schelling, Hegel, Troxler, Lessing etc. sind Wegbereiter einer modernen Geisteswissenschaft. Um dieses Niveau zu erreichen, genügt nicht allein das fleißige (zwar bewunderungswürdige) Sammeln von Einzelergebnissen, bei denen aber das «geistige Band» der Idee fehlt. Das Finden der Idee in der Wirklichkeit ist nicht nur nach Emerson allein durch eine «Befreiung der Seele» aus ihrer rein materiell-intellektuellen Gebundenheit möglich.

In dieser Steigerung des Realen zum Ideellen, das in der Lage ist, wieder etwas von der ursprünglichen Geistigkeit («Gott» im Sinne Emersons) in die Schöpfung einfließen zu lassen, gibt es nun einen der vielen Wege, der im Alltäglichen anwendbar ist und mit den drei menschlichsten der menschlichen Grundfunktionen zu tun hat und das Wachen genauso bestimmt wie die Schlafprozesse:

Denken, Sprechen und Gehen (Handeln) werden, wie bekannt ist, nur über Nachahmung gelernt. Sie sind und bleiben trotz mannigfaltiger fundierter Forschungsergebnisse ein Mysterium.

Die drei erwähnten Fähigkeiten sind uns gewöhnlich so selbstverständlich, dass wir kaum ihre tiefere Bedeutung erfassen, wenn wir sie rein wissenschaftlich oder psychologisch ansehen. Interessant ist, dass sie einen bedeutenden Dreischritt – mit selbstverständlich individuellen Varianten – zur Menschwerdung darstellen:

Um «Mensch» zu werden, muss sich das Kind erst einmal aufrichten und gehen lernen, um die Schwerkraft zu überwinden, ein Gleichgewicht zu finden und somit leiblich den Ursprung von Freiheit zu erleben. Dann erst bildet sich im Zusammenhang mit der immer freier werdenden Bewegung die Sprache heraus, und mit der Sprache kann sich das Denkvermögen ausbilden.

Diese drei Schritte sind auch leiblich verankert: das Aufrichten, Gehen und dadurch bedingte Handelnkönnen mit dem unteren, dem Stoffwechsel-Gliedmaßen-System, die Sprache mit der Atmung und somit mit dem mittleren, rhythmischen Teil unserer Organisation und letztlich das Denken bzw. das Bewusstsein mit dem oberen, dem Ge-hirn- und Sinnes-Menschen. Der Mensch wächst leiblich gewissermaßen von unten nach oben in die Welt hinein und geistig von oben nach unten über Denken, Fühlen und Wollen.

Selbstverständlich sind Aufrichten, Sprechen und Denken nicht voneinander separiert, sondern bedingen und fördern sich gegenseitig. Man kennt zum Beispiel den Einfluss der Bewegung auf Sprache und Denken. Nicht umsonst hatten die griechischen Philosophen in ihren Schulen Wandelhallen, wo sie beim Gehen dachten und diskutierten. Auch den günstigen Einfluss der Bewegung auf die Gehirnbildung kennt man (Psychomotorik), wo-durch das Gehirn mit seinen synaptischen Verbindun-gen heranreifen und wiederum von «oben» die Kontrolle über die Bewegung ausüben kann, was offensichtlich bei

Hyperaktivität nur schwerlich geleistet wird. Auch aktiviert unsere Bewegung – schon das Aufrichten – unseren Sprachfluss, was u. a. bei Stotterern bekannt ist, die besser sprechen, wenn sie dabei bestimmte Bewegungen vollziehen. Die Italiener meinen übrigens, dass man in England eigentlich gar nicht sprechen könne, da man doch meist die Hände in den Hosentaschen trägt …

Was würde passieren, wenn der Mensch, der am Anfang seines Lebens ja wie ein Tier mit seinen vier Gliedmaßen mit der Erde verhaftet ist, Arme und Hände als seine wichtigsten Kulturwerkzeuge nicht freibekäme? Die Beine unterliegen lebenslang den Kräften der Schwerkraft, Arme und Hände haben sich dagegen emanzipiert, gehören nun dem mittleren, dem seelischen Menschen an und haben somit neben den kulturschaffenden Tätigkeiten auch eine innige Beziehung zur Sprache und zum Denken bzw. zum «Be-Greifen». Die Aktivität des Begreifens hat deshalb sehr viel mit den Händen zu tun, wie wir das in den ersten Stadien der Kindheit so wundervoll beobachten können.

Eine bestimmte Färbung des Denkens durch Sprache bzw. Dialekt hat aber nichts mit einer objektiven «Gedankenlogik» zu tun. Was dann meist bei bestimmten Völkern als «typisch» bezeichnet wird, ist mehr oder weniger eine Mischung von Meinungsprägungen und kulturellen Verhaltensweisen. Die reinen Denkgesetze selbst, wenn wir etwa an die Logik denken, haben universellen, menschheitsübergreifenden Charakter.

Kommen wir noch einmal auf das zurück, was in den vorherigen Kapiteln als Ich, Seele und Lebens- bzw. Ätherleib, der auch als «Universalleib» oder «Elementarleib» bezeichnet wird, benannt wurde, und schauen, wie sie im Physischen verankert sind:

Das Ich des Menschen in seiner Aufrichte- und Willenstätigkeit ist an den Stoffwechsel-Gliedmaßen-Bereich gebunden. Das Seelisch-Gemüthafte verankert sich primär im Bereich der Mitte, im Rhythmus von Atmung und Blutkreislauf, der Gedankenpol dagegen im oberen Gehirn- und Nerven-Sinnesbereich und umfasst objektiv die Lebenswelt und ihre Gesetze. Hier hat man wieder das Trinitarische der menschlichen Organisation. Es ließe sich auch sagen: Das Denken ist menschheitsübergreifend – universell, die Sprache, speziell als Dialekt, volksgebunden und das Wollen am individuellsten.

Je nachdem, mit welcher seelischen Qualität der Mensch tagsüber gehandelt, gesprochen und auch gedacht hat, trägt er die moralischen «Nachschwingungen» seiner Erdentaten dann in den Schlaf hinein. Wir können uns vorstellen, was dann u. a. jede Nacht in die Welt der geistigen Fülle eintritt, wenn ein rein aus dem Egoismus fließendes Handeln, ein plattes Sprechen und nur an der technisch-materiellen Welt gebildetes Denken vorherrscht.

Nun ist es aber so, dass der Mensch als eine «besondere» Individualität («Sondern» hat interessanterweise sprachlich mit «Sünde» zu tun) jede Nacht in den Bereich hoher kosmischer Kräfte eintritt, die deswegen als «moralisch» bezeichnet werden, da sie zwar unfrei, aber in Übereinstimmung mit göttlich-geistigen Gesetzen wirken. Die alten Ägypter kannten sie als die Welt des «Ma'at», die Welt der ewigen Gesetze, der Gerechtigkeit, der Wahrheit und der Weltordnung.

In dieser Welt des «Ma'at» werden wir jede Nacht von höheren Wesen angeschaut und auch beurteilt, wie man dies auf der abgebildeten Rembrandt-Skizze zu Beginn des Kapitels so beeindruckend dargestellt findet. Wir sehen dort, wie der «Wanderer Mensch» sein irdisches Gepäck abgelegt hat – seinen Stab als Symbol des Ich und den Rucksack als Bild seiner «beladenen» Seele – und von den Engeln betrachtet und sicherlich auch in seiner ganzen Wesenheit beurteilt wird.

Die «Idealisierung» der drei genannten zentralen menschlichen Fähigkeiten ist in der Lage, den Menschen wieder in seiner «Sonderheit» mit den geistig-moralischen Gesetzen der Nachtwelt in Beziehung zu bringen, damit die Wesenheiten dort an uns «Gefallen» finden. «Der Schlaf ist (dazu) da, nicht um zu ruhen, sondern mit der geistigen Welt unter den Nachwirkungen des physischen Lebens in den richtigen Zusammenhang zu kommen.» [55]

Durch den Idealismus, d.h. Hebung des Denkens aus den platten physischen Ereignissen in die Höhe der Ideale von Freiheit, Wahrheit und Liebe, strömen wieder seelische Wärme und Be-GEIST-erung in die Welt der Gedanken.

In der Welt des Schlafs wirken in dieser Sphäre nach der Darstellung der anthroposophisch orientierten Geisteswissenschaft die Engelwesen («Angeloi»), die mit der Erhöhung (Erlösung) des Denkens und somit mit seiner Spiritualisierung zu tun haben. Sie sind auch die Ursache gedanklicher Inspirationen.

Bringt man nun auch in seine Alltagssprache Schönheit und die Ideale von Wohlgesinntheit und Wohlwollen hinein, indem man sein Gegenüber so anspricht, dass man es nicht seelisch überwältigt, ideologisiert oder nur monologisiert, sondern seine Seele erreichen will, dann kommt man in der nächtlichen Sphäre speziell nahe an die Wesen, die in der christlichen Sprache als Erzengel («Archangeloi») bezeichnet werden. Man kann sich an dieser Stelle durchaus fragen, ob es eine Verrohung und Brutalisierung der Sprache gibt bzw. ihre zerstörerische Ideologisierung. Man denke nur an Victor Klemperers großartige Untersuchung über die Sprache des Dritten Reichs[56] und lese daneben Briefe aus der Goethe- und Schiller-Zeit oder der Romantik, um nachzuempfinden, wie Sprache und auch Denken degenerieren oder auch durchseelt werden können.

Doch nicht nur im Denken und Sprechen sind wir Mensch, sondern besonders auch durch und in unseren Taten. Je mehr wir unsere Zeitgenossen und Mitmenschen als Individualitäten mit ihrem einmaligen Charakter und Schicksalshintergrund verstehen lernen, desto mehr können wir in der jeweiligen Begegnung Menschenfreundlichkeit und Achtung entwickeln – gerade auch jenen gegenüber, denen wir manchmal wegen ihrer Andersartigkeit so ratlos gegenüberstehen. Ein ideales Heilmittel gegen Fremdenhass.

Durch eine ideelle Gesinnung in unseren Taten (die man durchaus, wenn sie in Übereinstimmung mit dem «Gegenstand» sind, als «moralisch» bzw. «gut» bezeichnen kann) nähern wir uns nachts den Wesen, die in der christlichen Sprache als Urkräfte («Archai») bezeichnet werden. Daran sieht man auch, dass hinter den Fähigkeiten von Denken, Sprechen und Handeln die Ideale von Wahrheit, Schönheit und Güte stehen.

Mögen uns diese Begriffe aus alter Zeit auch heute etwas antiquiert vorkommen, so ist aber zu sagen, dass man genauso differenzieren muss wie bei den irdischen Dingen, wenn man vom abstrakten Reden über den «Geist» ins Konkrete gelangen will.

Wir erleben «Natur» auch erst einmal abstrakt, wenn

wir nicht Mineral, Pflanze, Tier und Mensch qualitativ unterscheiden lernen oder bei «Menschheit» die einzelnen Völker betrachten. Ich weiß aus persönlicher Erfahrung, dass diese Konkretisierung bzw. Differenzierung eine innere Schwelle sein kann, Geisteswissenschaft als eine wirkliche Wissenschaft des Übersinnlichen zu akzeptieren. Für diese Differenzierung braucht es im Sinne Emersons und auch Steiners den «gewöhnlichen Verstand» als ein notwendiges Durchgangsstadium, um die Dinge für unsere Erkenntnis zu trennen bzw. zu analysieren.

Diese Art des Wissens berührt zwar das Herz wenig, ist aber für jegliche Art von Wissenschaft eine Notwendigkeit. Zwar fühlen wir noch bei vielen Dingen eine Art von Harmonie, die man aber nicht in die Erkenntnis bekommt, wenn man nicht die richtigen, synthetischen Begriffe dazu hat. Diese synthetische Kraft in unserer Seele nennen wir «Vernunft». Sie ist imstande, wo der Verstand die Welt nur in Vereinzelung und Beziehungslosigkeit erlebt, übergreifende Ideen in den Dingen zu entdecken. Durch den Verstand werden Einzelgedanken, d. h. Begriffe, gebildet. Die Gesamtheit solcher Begriffe – sagen wir einmal von den Einzelheiten in den Organen, den Pflanzen, den historischen und natürlichen Ereignissen – werden dann zu Bildern einer Totalität, wenn sie in Bewegung gebracht miteinander in Beziehung treten. Dieses durch ein Höheres im Menschen Geschaffene heißt «Idee».

Solche Ideen als zugrunde liegende Kräfte in den Organen und in der gesamten Natur und Geschichte wären z. B. die der Polarität, die Steigerung, die Metamorphose, die Idee Goethes von der «Urpflanze», von der er zu Schiller sagte, dass er sie sogar mit Augen sähe. Mit diesen Ideen kann man ganz neu die einzelnen Funktionen in ihren Zusammenhängen verstehen: die Polarität von Leber (Aufbauorgan) und Galle (Abbauorgan), die von Entzündung und Sklerose, die von Fließen und Stauen, von Blut und Nerv, von Wachen und Schlafen, von Wahrnehmen und Bewegen etc.

Die höhere Vernunft in der Nacht kann uns nun am Tag inspirieren, unseren einseitig gewordenen Verstand wieder zu einem «gesunden Menschenverstand» heranzubilden.

Die Natur und die Menschen, als eine «Schulung für das Verständnis intellektueller Wahrheiten» (Emerson), helfen uns, den Zusammenhang von Materie und Geist wieder besser zu verstehen. – «Raum, Zeit, Gesellschaft, Arbeit, Klima, Nahrung, Bewegung, die Tiere und die mechanischen Kräfte geben uns Tag für Tag den reinsten Unterricht, dessen Wert unbegrenzt ist. Sie schulen sowohl den Verstand als auch die Vernunft. Jede Eigenschaft des Stoffes – Festigkeit oder Widerstand, Trägheit, Ausdehnung, Gestalt und Teilbarkeit – ist eine Schulung für den Verstand. Der Verstand fügt

zusammen und teilt, verbindet, misst und findet über-
all in diesem wertvollen Bereich Nahrung und Raum für
seine Tätigkeit. Und derweil überträgt die Vernunft all
diese Lehren in ihre eigene Welt des Denkens, indem sie
die Analogie erfasst, die Materie und Geist vermählt.»[57]

Diese «Vermählung» von irdischem und kosmischem
Dasein ist identisch mit den fundamentalen Prozessen
von Wachen und Schlafen – von Schlafen und Wachen.

→ Der Verstand kann verführen,
die Vernunft kann entsagen

→ Beides zu beherrschen, zu
können, vermählt Genie
und Gnade zu Weisheit

Anmerkungen und Literatur

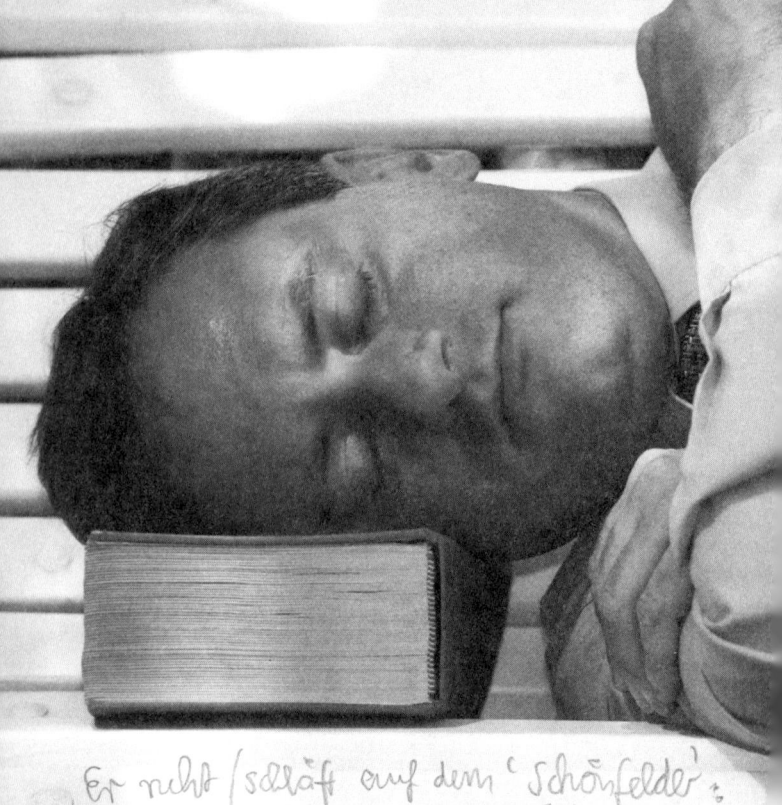

Er nicht / schläft auf dem 'Schönfelder'.
(?)

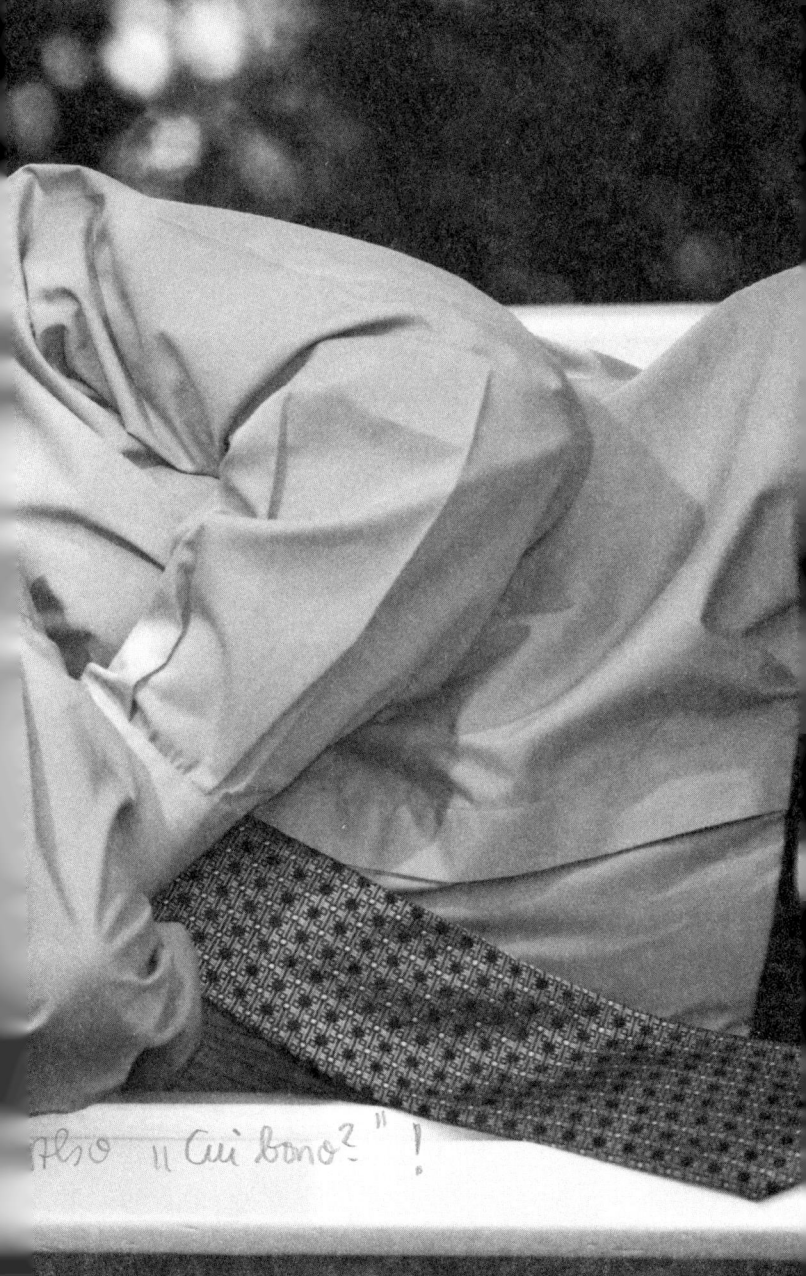

Also "Cui bono?"!

1   Hans-Joachim Neubauer (Hrsg.), *Mit Nietzsche die Langsamkeit entdecken*, Freiburg i. Br. 2006.

2   Alain de Botton, *Wie Proust Ihr Leben verändern kann. Eine Anleitung*, Frankfurt a. M. 2000.

3   Ruediger Dahlke, *Schlaf – die bessere Hälfte des Lebens. Sleeping-Wellness für moderne Menschen*, München 2008

4   Rudolf Steiner, Vortrag vom 14.1.1912, in: *Erfahrungen des Übersinnlichen. Die drei Wege der Seele zu Christus*, 14 Vorträge, Rudolf Steiner Gesamtausgabe 143 (im Folgenden GA), Dornach 1994.

5   Rudolf Steiner, Vortrag vom 12.11.1921, in: *Anthroposophie als Kosmosophie*, 11 Vorträge, GA 208, Dornach 1992.

6   Friedrich Nietzsche, *Also sprach Zarathustra*, Ditzingen 2008.

7   Olaf Koob, *Wenn die Organe sprechen könnten. Grundlagen der leiblich-seelischen Gesundheit*, Stuttgart 2007.

8   Rudolf Steiner, Vortrag vom 24.7.1924, in: *Anthroposophische Menschenerkenntnis und Medizin*, 11 Vorträge, GA 319, Dornach 1994.

9   Tor Norretranders in *Der Tagesspiegel*, Nr. 19787 vom 16.1.2008.

10 Rudolf Steiner, Vortrag vom 6.3.1917, in: *Bausteine zu einer Erkenntnis des Mysteriums von Golgatha*, 17 Vorträge, GA 175, Dornach 1996.

11 Platon, *Das Trinkgelage. Über den Eros*, übertragen von Ute Schmidt-Berger, Anmerkungen zum übersetzten Text, Frankfurt am Main und Leipzig 1997.

12 Rudolf Steiner, Vortrag vom 20.2.1917, GA 175, a. a. O.

13 Hermann Hesse, *Gesammelte Gedichte*, hrsg. von Volker Michels, München 1992.

14 Rudolf Steiner, Vortrag vom 12.11.1921, GA 208, a. a. O.

15 W. Koella in: Klaus Raschen, *Der Schlaf. Eine pastoralmedizinische Studie*, Stuttgart 1987.

16 Rudolf Steiner, Vortrag vom 9.10.1922, in: *Geistige Zusammenhänge in der Gestaltung des menschlichen Organismus*, 16 Vorträge, GA 218, Dornach 1992.

191

17   Rüdiger Safranski, *Wie viel Wahrheit braucht der Mensch? Über das Denkbare und das Lebbare*, Frankfurt am Main 1998.

18   Rudolf Steiner, Vortrag 24.3.1922, in: *Das Sonnenmysterium und das Mysterium von Tod und Auferstehung*, 12 Vorträge, GA 211, Dornach 1986.

19   Rudolf Steiner, Vortrag 9.10.1922, GA 218, a. a. O.

20   Ebda.

21   Olaf Koob, *Wenn die Organe sprechen könnten ...*, a. a. O.

22   Joachim Faulstich, *Das heilende Bewusstsein. Wunder und Hoffnung an den Grenzen der Medizin*, München 2006. Clemens Kuby, *Unterwegs in die nächste Dimension. Meine Reise zu Heilern und Schamanen*, München 2004. Ulrich Schnabel, *Die Vermessung des Glaubens. Forscher ergründen, wie der Glaube entsteht und warum er Berge versetzt*, München 2008.

23   Rudolf Steiner, 5.11.1922, GA 218, a. a. O.

24   Rudolf Steiner zitiert nach Heinz Eckhoff, *Schicksal der Menschheit an der Schwelle*, Stuttgart 1998. Oder im Vortrag vom 18.11.1923, *Das Schicksalsjahr 1923 in der Geschichte der Anthroposophischen Gesellschaft*, GA 259, Dornach 1991.

25   Herbert Hahn, *Begegnungen mit Rudolf Steiner. Eindrücke – Rat – Lebenshilfe*, Stuttgart 1991.

26   Sigmund Freud, *Die Traumdeutung*, Frankfurt am Main 1979.

27   Ebda., S. 299.

28   Ebda., S. 427.

29   C. G. Jung, *Erinnerungen, Träume, Gedanken*, aufgezeichnet und herausgegeben von Aniela Jaffé, Olten 1971.

30   Spiegel-Gespräch: «Voller Emotionen und Instinkte». Der Neurowissenschaftler Mark Solms über die tiefere Bedeutung unserer Träume, die Aktualität von Freud und was er aus seinen eigenen Träumen gelernt hat. Aus: *Der Spiegel. Wissen. Schlaf und Traum*, Nr. 4, 2009.

31   Alexander Borbély, *Das Geheimnis des Schlafs. Neue Wege und Erkenntnisse der Forschung*, München 1987.

32   Heinz Schlaffer (Hrsg.), *Goethe*. Münchner Ausgabe, Bd. 19,

München 1986. *Johann P. Eckermann – Gespräche mit Goethe in den letzten Jahren seines Lebens*, Sonntag, den 7. Oktober 1827.

33 C. G. Jung, a. a. O.

34 Herbert Hahn, a. a. O.

35 Ma Jian, *Peking Koma*, Reinbek bei Hamburg 2009.

36 Jörg Blech, «Licht im Oberstübchen», in: *Der Spiegel. Wissen Schlaf und Traum*, Nr. 4, 2009.

37 Rudolf Steiner, Vortrag vom 14.3.1915, *Das Geheimnis des Todes*, 15 Vorträge, GA 159, Dornach 2005.

38 «Schlaf und Erholung», Fitness-Serie Teil 5, in: *Stern*, Nr. 12, 2010.

39 Till Roenneberg, *Wie wir ticken. Die Bedeutung der Chronobiologie für unser Leben*, Köln 2010.

40 Rudolf Steiner, Vortrag vom 7.4.1920, *Physiologisch-Therapeutisches auf Grundlage der Geisteswissenschaft*, 12 Vorträge, GA 314, Dornach 1989.

41 Ebda.

42 *Handwörterbuch des deutschen Aberglaubens*, hrsg. von Eduard Hoffmann-Krayer und Hanns Bächtold-Stäubli, Band 6, Berlin 2005 (Stichwort Mitternacht).

43 Volker Ullrich, *Die nervöse Großmacht. 1871–1918. Aufstieg und Untergang des deutschen Kaiserreichs*, Frankfurt am Main 2007.

44 Herbert Hahn, a. a. O.

45 Hans-Peter Schwarz, *Das Gesicht des Jahrhunderts. Monster, Retter und Mediokritäten*, Berlin 1998.

46 Christine Reinhardt (Hrsg.), *Mir geht's schon besser, Herr Professer! Heilsame Verse von Eugen Roth*, München 2004.

47 Ulla Hanselmann, «Der Takt der Gene», *Der Spiegel. Wissen*, a. a. O.

48 Ernst Lehrs, *Gelebte Erwartung*, Stuttgart 1979.

49 Rudolf Steiner, Vortrag vom 24.4.1921, *Perspektiven der Menschheitsentwickelung*, 17 Vorträge, GA 204, Dornach 1979.

50 Volker Fintelmann, *Schlaf und Schlafstörungen. Ein Problem unserer Zivilisation. Therapie und Prophylaxe*, Stuttgart 1999.

193

51 Ursula Eichenberger, *Aus der Welt des Schlafs*, Zürich 2009 («Schlafmittel, die schlaflos machen»).

52 Ralph Waldo Emerson, *Natur*, hrsg. und aus dem Amerikanischen übertragen von Harald Kiczka, Zürich 1988 (Kap. «Geist»).

53 Rüdiger Safranski, *Friedrich Schiller: oder Die Erfindung des deutschen Idealismus*, München 2007.

54 Rudolf Steiner, *Die Philosophie der Freiheit. Grundzüge einer modernen Weltanschauung*, GA 4, Dornach 1995.

55 Rudolf Steiner, Vortrag vom 6.4.1923, *Die menschliche Seele in ihrem Zusammenhang mit göttlich-geistigen Individualitäten. Die Verinnerlichung der Jahresfeste*, 11 Vorträge, GA 224, Dornach 1992.

56 Victor Klemperer, *LTI – Lingua Tertii Imperii. Sprache des Dritten Reichs – Notizbuch eines Philologen*, Leipzig 2007.

57 Ralph Waldo Emerson, a.a.O. (Kap. «Schulung»)

Alt, Peter-André, *Der Schlaf der Vernunft. Literatur und Traum in der Kulturgeschichte der Neuzeit*, München 2002.

Aristoteles, *Hauptwerke*, ausgewählt, übersetzt und eingeleitet von Wilhelm Nestle, Stuttgart 1942.

Blech, Jörg, «Licht im Oberstübchen», aus: *Der Spiegel. Wissen. Schlaf und Traum.* Nr. 4, 2009.

Borbély, Alexander, *Das Geheimnis des Schlafs. Neue Wege und Erkenntnisse der Forschung*, München 1987.

Botton, Alain de, *Wie Proust Ihr Leben verändern kann. Eine Anleitung*, Frankfurt a. M. 2000.

Bronfen, Elisabeth: *Tiefer als der Tag gedacht. Eine Kulturgeschichte der Nacht*, München 2008.

Dahlke, Ruediger, *Schlaf, die bessere Hälfte des Lebens. Sleeping-Wellness für moderne Menschen*, München 2008.

Eckermann, Johann P., *Gespräche mit Goethe in den letzten Jahren seines Lebens.* Heinz Schlaffer (Hrsg.), *Goethe.* Münchner Ausgabe, Bd. 19, München 1986.

Eckhoff, Heinz, *Schicksal der Menschheit an der Schwelle*, Stuttgart 1998.

Ehgartner, Bert, *Lob der Krankheit. Warum es gesund ist, ab und zu krank zu sein*, Bergisch Gladbach 2008.

Eichenberger, Ursula, *Aus der Welt des Schlafs.* Mit Bildern von Ruth Erdt, Zürich 2009.

Emerson, Ralph Waldo, *Natur,* hrsg. und aus dem Amerikanischen übertragen von Harald Kiczka, Zürich 1988.

Faulstich, Joachim, *Das heilende Bewusstsein. Wunder und Hoffnung an den Grenzen der Medizin*, München 2006.

Fintelmann, Volker, *Schlaf und Schlafstörungen. Ein Problem unserer Zivilisation. Therapie und Prophylaxe*, Stuttgart 1999.

Freud, Sigmund, *Die Traumdeutung*, Frankfurt a. M. 1979.

Goethe, Johann Wolfgang, *Faust I und II; Die Wahlverwandtschaften*, Frankfurt a. M. und Leipzig 2003.

Hahn, Barbara, *Endlose Nacht: Träume im Jahrhundert der Gewalt*, Berlin 2016.

Hahn, Herbert, *Begegnungen mit Rudolf Steiner. Eindrücke – Rat – Lebenshilfe*, Stuttgart 1991.

Hermann Hesse, *Gesammelte Gedichte*, hrsg. von Volker Michels, München 1992.

IKK aktuell. Müdigkeit. Wach werden! Magazin der Innungskrankenkasse Hamburg, 3/2008.

Jaffé, Aniela (Hrsg.), *Erinnerungen, Träume, Gedanken von C. G. Jung*, Olten 1971.

Klemperer, Victor, LTI – *Notizbuch eines Philologen*, Stuttgart 2007.

Koob, Olaf, *Wenn die Organe sprechen könnten. Grundlagen der leiblich-seelischen Gesundheit*, Stuttgart 2007.

Ders., *Hetze und Langeweile. Die Suche nach dem Sinn des Lebens*, Stuttgart 2008.

Kuby, Clemens, *Unterwegs in die nächste Dimension. Meine Reise zu Heilern und Schamanen*, München 2004.

Leber, Stefan, *Der Schlaf und seine Bedeutung. Geisteswissenschaftliche Dimensionen des Un- und Überbewussten*, Stuttgart 1996.

Lehrs, Ernst, *Gelebte Erwartung*, Stuttgart 1979.

Mahler, Gustav, *Das Gesamtwerk. Programmbuch der 49. Berliner Festwochen 1999*, hrsg. von Bernd Krüger und Dirk Nabering, Berlin 1999.

Medizinisch-Pädagogische Konferenz. Rundbrief für in der Waldorfpädagogik tätige Ärzte, Erzieher, Lehrer, Eltern und Therapeuten, Heft 50 / August 2009.

Meyhöfer, Annette, *Eine Wissenschaft des Träumens. Sigmund Freud und seine Zeit*, München 2006.

Nietzsche, Friedrich «Hinterlassene Fragmente», aus: *Mit Nietzsche die Langsamkeit entdecken*, hrsg. von Hans-Joachim Neubauer, Freiburg im Breisgau 2006

Ders., *Also sprach Zarathustra*, Ditzingen 2008.

Platon, *Das Trinkgelage. Über den Eros*, übertragen von Ute Schmidt-Berger, Frankfurt am Main 1997.

Raschen, Klaus, *Der Schlaf. Eine pastoralmedizinische Studie*, Stuttgart 1987.

Roenneberg, Till, *Wie wir ticken. Die Bedeutung der Chronobiologie für unser Leben*, Köln 2010.

Roßlenbroich, Bernd, *Die rhythmische Organisation des Menschen. Aus der chronobiologischen Forschung*, Stuttgart 1994.

Roth, Eugen, *Mir geht's schon besser, Herr Professor! Heilsame Verse*, hrsg. von Christine Reinhardt, München 2004.

Safranski, Rüdiger, *Wie viel Wahrheit braucht der Mensch? Über das Denkbare und das Lebbare*, Frankfurt a. M. 1998.

Ders., *Schiller und die Erfindung des deutschen Idealismus*, München 2007.

Schnabel, Ulrich, *Die Vermessung des Glaubens. Forscher ergründen, wie der Glaube entsteht und warum er Berge versetzen kann*, München 2008.

Senft, Herbert (Hrsg.), *Über den Traum und seine Entwicklung zum bewussten höheren Wahrnehmen. Rudolf Steiner Studienmaterial aus dem Gesamtwerk*, Dornach 1997.

Sprissler, Beate, *Das Tao der Medizin. Grundwissen und Geheimnisse der Traditionellen Chinesischen Medizin*, München 1998.

Steiner, Rudolf, *Die Philosophie der Freiheit. Grundzüge einer modernen Weltanschauung*, Rudolf Steiner Gesamtausgabe 4, (im Folgenden GA), Dornach 1995.

Ders., *Das Geheimnis des Todes*, 15 Vorträge, GA 159, Dornach 2005.

Ders., *Bausteine zu einer Erkenntnis des Mysteriums von Golgatha,* 17 Vorträge, GA 175, Dornach 1996.

Ders., *Anthroposophie als Kosmosophie*, 11 Vorträge, GA 208, Dornach 1992.

Ders., *Geistige Zusammenhänge in der Gestaltung des menschlichen Organismus*, 16 Vorträge, GA 218, Dornach 1992.

Ders., *Das Schicksalsjahr 1923 in der Geschichte der Anthroposophischen Gesellschaft*, GA 259, Dornach 1991.

Ders., *Physiologisch-Therapeutisches auf Grundlage der Geisteswissenschaft*, 12 Vorträge, GA 314, Dornach 1989.

Stern, Schlaf und Erholung, Nr. 12. 18.3.2010.

Stumpf, Werner, *So hilft Homöopathie bei Nervosität und Schlafstörungen*, München 1988.

Verlag Freies Geistesleben
Bücher für den Wandel des Menschen